糖尿病的对症调养

王淼 ◎ 主编

天津出版传媒集团
天津科学技术出版社

图书在版编目（CIP）数据

糖尿病的对症调养 / 王淼主编.—天津：
天津科学技术出版社，2015.1(2022.7重印)
ISBN 978-7-5308-9541-2

Ⅰ.①糖… Ⅱ.①王… Ⅲ.①糖尿病—食物疗法
Ⅳ.①R247.1

中国版本图书馆CIP数据核字（2015）第010661号

糖尿病的对症调养
TANGNIAOBING DE DUIZHENG TIAOYANG
责任编辑：梁　旭
责任印制：赵宇伦

出　　版：天津出版传媒集团
　　　　　天津科学技术出版社

地　　址：天津市和平区西康路35号
邮　　编：300051
电　　话：（022）23332369（编辑室）
网　　址：www.tjkjcbs.com.cn
发　　行：新华书店经销
印　　刷：三河市刚利印务有限公司

开本 710×1000　1/16　印张 16　字数 200 000
2015年5月第1版　2022年7月第2次印刷
定价：39.80元

前言

在社会高速发展、物质生活水平不断提高的同时，各种各样令人闻之惊悸的疾病也随之而来，糖尿病就是其中之一。糖尿病是现代生活中一种非常常见的疾病，其本身并不可怕，但由于就医不及时或盲目降糖，导致很多并发症发生，致使其成了仅次于癌症的危害人类健康的第二杀手。

不仅如此，糖尿病的发病年龄也日益呈现出年轻化趋势，在二十世纪五六十年代，糖尿病的发病年龄大约在50～60岁左右，到了八九十年代，这个数字被提前到了40～50岁左右，而进入新世纪以后，二三十岁甚至十几岁的年轻人，都有可能罹患糖尿病。

这是因为，现代化快节奏的生活和高强度的工作，迫使绝大多数职场人士神经长期处于紧绷状态，白天承受着巨大的工作压力，晚上无法得到充分的休息，紧张和焦虑的情绪促使人体经常处于应激状态，体内分泌出大量"应激激素"，使血糖升高，长此以往，极易引发糖尿病。

此外，现如今，年轻人大吃大喝随处可见，还有不少人喜欢用零食加餐，经常这样吃，很容易导致人体肥胖。如此高热量、高盐分的饮食，再加上只吃不动，都可能成为糖尿病的诱因。而一旦吃出病以后，对于糖尿病患者来说，最痛苦的应该就是很多东西不能吃，有时候明明尝不出甜味的食物也是对糖尿病患者产生威胁的"冷兵器"。

糖尿病所带来的痛苦远不止于此，因为糖尿病的并发症很多，而且防不胜防，难以治愈。

虽然如此，但糖尿病本身并不可怕，它是可防可控的，只是因为有些人意识不到糖尿病的危害，在日常生活中没有进行有效的控制，导致糖尿病并发症的出现。其实只要对糖尿病有科学的认识，积极预防，就可以将糖尿病的危害减少到最低。

本书将现代医学知识、现代营养分析、食材烹饪方法等结合于一体，全面向糖尿病患者展示应该吃什么、怎么吃、吃多少等，为糖尿病的控制和治疗打下基础。本书的实用性非常高，语言通俗易懂，贴近患者的生活，患者很容易理解书中阐述的内容。不管是糖尿病患者本人，糖尿病患者的家人、朋友，还是关注健康的人，都能够从本书中获益。

目 录

篇一 糖尿病的解读、防治及用药

1. 甜蜜杀手：掀起你的盖头来 ……………………… 2

    糖尿病：现代人健康的甜蜜杀手 ……………… 2

    糖尿病病因解读 ………………………………… 4

    糖尿病病情分类 ………………………………… 6

    易被忽视的糖尿病预警信号 …………………… 7

    糖尿病的易感人群和"三多一少" ……………… 9

    如何预防糖尿病 ………………………………… 12

    餐后血糖高，一定要注意 ……………………… 13

    糖尿病患者的四季调养 ………………………… 15

    "一药"有"多名" ……………………………… 19

    别掉进虚假广告的陷阱 ………………………… 21

2. 刻不容缓：糖尿病急性并发症及其救治 ………… 23

    低血糖昏迷及其防治 …………………………… 23

1

糖尿病偏瘫及其防治 ………………………………… 25
如何预防乳酸性酸中毒 ……………………………… 27
糖尿病酮症酸中毒及其预防 ………………………… 28
糖尿病高渗性昏迷及其预防 ………………………… 30
糖尿病患者昏迷怎么救治 …………………………… 32

3. 不容有失：糖尿病慢性并发症及其救治 ……… 35

糖尿病合并高血压及其药物治疗 …………………… 35
糖尿病合并高血脂及其治疗 ………………………… 38
糖尿病合并痛风及其防治 …………………………… 40
糖尿病合并脂肪肝及其治疗 ………………………… 42
糖尿病合并心脏病及其治疗 ………………………… 44
糖尿病足及其综合治疗法 …………………………… 47
如何预防糖尿病足截肢 ……………………………… 50
糖尿病眼病及其预防 ………………………………… 53
糖尿病肾病及其防治 ………………………………… 54
糖尿病肾病如何预防 ………………………………… 56
糖尿病神经病变及其特点 …………………………… 59
糖尿病神经病变的治疗 ……………………………… 62
妊娠糖尿病及其治疗 ………………………………… 64

4. 按症用药：用科学的方法控制疾病 ……………… 68

患者对降糖药使用误区 ……………………………… 68
合理选择降糖药 ……………………………………… 71
正确联合使用口服降糖药 …………………………… 73
这些药物会干扰降糖药作用 ………………………… 76
口服降糖药正确应用方法 …………………………… 78
哪类患者需要注射胰岛素 …………………………… 81

正确看待、认识胰岛素 …………………………… 83
了解胰岛素的种类及特点 …………………………… 85
使用胰岛素的副作用及应对方法 …………………… 87
胰岛素的储存及使用要领 …………………………… 90
口服降糖药与胰岛素的联合应用 …………………… 93

5.中西合璧：互补长短疗效好 …………………………… 97

中医看糖尿病 ………………………………………… 97
中医在治疗糖尿病方面具有一定优势 ……………… 100
中西合璧才能最好地防治糖尿病 …………………… 102
哪些糖尿病患者宜通过中医方法治疗 ……………… 104
治疗糖尿病常用的中药单方、验方、中成药 ……… 106

篇二 糖尿病患者的日常保健及调节

1.心宽病自去：心态与健康同在 ……………………… 110

初诊糖尿病，要懂得调整心态 ……………………… 110
抑郁可能会影响糖尿病足伤口愈合 ………………… 112
心情开朗，病情才能有效控制 ……………………… 113
生气升血糖，心宽病自去 …………………………… 115
控制血糖的"心理处方" …………………………… 117
糖尿病患者应做好自我心理调节 …………………… 119
糖尿病患者心理变化及应对措施 …………………… 121

2.防患于未然：习惯决定疾病的发生与发展 ……… 123

生活不规律是糖尿病发生发展的重要诱因 ……… 123
特殊人群的特殊保健方式 ……… 125
做好卫生，为身体"消毒" ……… 127
让进食的节奏慢一点 ……… 129
饮酒弊大于益，早戒早健康 ……… 131
改掉不良排便习惯，防治便秘 ……… 134
糖尿病患者熬夜就是在熬健康 ……… 135

3.生命在于运动：运动治疗，强健身体降血糖 ……… 137

适当体力活动为治疗糖尿病的一种方法 ……… 137
有选择运动，糖尿病患者笑口开 ……… 138
运动贵在坚持 ……… 140
糖尿病患者，运动量并非越多越好 ……… 141
运动不当，容易产生副作用 ……… 143
糖尿病足患者，运动过程多注意 ……… 144
糖尿病患者的安全锻炼，从细节开始 ……… 146

篇三 糖尿病患者黄金饮食原则

1.舌尖上的健康：让糖尿病患者不再因吃苦恼 ……… 150

糖尿病患者的饮食原则 ……… 150
糖尿病患者饮食误区 ……… 156

营养素，糖尿病患者不可缺少 …………………… 160
加餐，糖尿病患者必不可少 …………………… 161
解读"无糖"和"降糖"食品 …………………… 163
甜味剂该如何选择 …………………………… 165
正确看待保健品 ……………………………… 166
膳食纤维，糖尿病患者的必须营养素 ………… 168
食物交换份法，让糖尿病患者自由吃 ………… 171
节假日，糖尿病患者要懂得如何吃 …………… 173
水的摄入，不能被限制 ……………………… 175

2.日常降糖有妙招：降糖食材及烹饪方法 …… 178

荞麦，延缓餐后血糖上升 …………………… 178
黑米，控体重稳血糖 ………………………… 180
小米，糖尿病患者不错的选择 ……………… 182
薏米，清热利尿，辅助降糖 ………………… 184
红薯，延缓餐后血糖上升 …………………… 185
豇豆，增加胰岛分泌 ………………………… 187
空心菜，控制血糖水平 ……………………… 189
苦瓜，抑制高血糖 …………………………… 191
黄瓜，防治糖尿病 …………………………… 192
芹菜，稳定血糖 ……………………………… 195
冬瓜，促进淀粉转化为热能 ………………… 197
莴笋，利尿、降糖又降压 …………………… 199
菜花，调节血糖水平 ………………………… 201
香菇，调节糖代谢水平 ……………………… 203
口蘑，控制患者血糖水平 …………………… 205
金针菇，增强机体胰岛素敏感 ……………… 207
银耳，维持胰岛素正常分泌 ………………… 209

乌鸡，抗氧化，预防糖尿病 …………………………… 211
鸡肉，为糖尿病患者补充蛋白质 ……………………… 213
鸭肉，辅助治疗糖尿病 ………………………………… 216
兔肉，低脂低胆固醇的高蛋白肉类 …………………… 218
羊肉，提高机体免疫力 ………………………………… 220
牛肉，增加胰岛素合成 ………………………………… 222
鳗鱼，促进胰岛素合成 ………………………………… 225
黄鳝，降糖、调节血糖 ………………………………… 227
海带，改善耐糖量、降血糖 …………………………… 229
紫菜，调节糖代谢 ……………………………………… 231
大蒜，促进胰岛素合成 ………………………………… 234
绿茶，防止血管氧化 …………………………………… 236
橄榄油，控制血糖水平 ………………………………… 237
茶油，改善糖尿病患者胰岛素抵抗 …………………… 239
生姜，降糖、防止糖尿病并发症 ……………………… 241
醋，抑制血糖上升 ……………………………………… 243

chapter 1

篇一
糖尿病的解读、防治及用药

1. 甜蜜杀手：掀起你的盖头来

糖尿病：现代人健康的甜蜜杀手

如今，糖尿病已经成为世界三大高发疾病之一，并且发病率仍旧呈现逐年上升、年轻化的趋势，严重威胁着人类的健康。实际上，糖尿病本身并不可怕，但是糖尿病所引发的一系列并发症却会毫不留情地摧残一个人的身心，使得患者陷入深深的恐惧之中，下面就来介绍一下糖尿病对人体健康的危害：

一、对身体健康的危害

持续血糖升高会在不知不觉中侵蚀患者全身的血管和神经，导致体内的各个组织和器官发生病变，引发一系列的并发症。

急性损害包括：糖尿病酮症酸中毒、高渗性非酮症糖尿病昏迷、乳酸性酸中毒为非常严重的急性并发症，会危及患者的生命健康。急性并发症通常来势凶猛，不及时救治，死亡率是非常高的。

慢性损害包括：糖尿病和糖尿病急慢性并发症对健康的危害是非常大的。现在，糖尿病慢性并发症越来越多，成为糖尿病患者致残、致死的罪魁祸首。

糖尿病患者体内血糖的长期升高，会引发身体内各个系统的代谢障碍，使得大血管、微血管发生病变。糖尿病早期症状并不是很明显，很难引起人们的注意,如果任糖尿病发展下去,到了晚期时,心、肾、眼、神经等都会出现一系列病症,比如,糖尿病性心脏病、糖尿病性脑血管病、糖尿病性肾病等。

二、对精神健康的危害

糖尿病导致的不适和治疗措施都会为患者带来精神和肉体的摧残,非糖尿病患者很难体会那种痛苦。

糖尿病慢性并发症的致残性是非常高的,甚至会对患者的生活、工作产生极大不便,对健康、经济来说负担都很大。对患者本人、家属带来的压力也是非常大的。糖尿病患者的生活、饮食也很痛苦,不像健康人那样想吃什么就吃什么,想喝什么就喝什么,糖尿病患者必须控制饮食的种类和数量,并且还要进行强迫性锻炼,不停地打针吃药。由此,糖尿病患者失去了很多生活乐趣。种种的不适,以及无限期的各种"条条框框",使得糖尿病患者承受着巨大的精神压力,经常萎靡不振、烦躁易怒。

三、寿命变短

有调查发现,糖尿病为多数国家居民早逝的原因之一,据统计,糖尿病患者的平均寿命比健康人缩短 10 年。

四、经济负担

随着糖尿病发病率的逐年上升,用在糖尿病上的费用已经对患者本人、家庭、工作单位,甚至是国家带来了沉重的经济负担。国外调查发现,2002 年时,美国直接、间接用在糖尿病防治工作的费用达到了 1 320 亿美元;附加各项资源耗费,这笔开支非常惊人。2002 年,中国对 17 个省会城市进行调查,结果显示:这一年糖尿病治疗费用是 188.2 亿美元人民币,占卫生事业支出的 4%;普通糖尿病患者人均费用 3 726 元,并发症糖尿病患者人均费用 13 897 元。由此可见,这是一笔巨大的开支。

糖尿病病因解读

糖尿病为目前常见的三大慢性疾病之一，它是一组以高血糖为主要特征的代谢类疾病，高血糖主要是因为胰岛素缺陷、生物作用受损，或二者兼有导致的。糖尿病患者的血糖浓度长期较高，对于身体各处的组织都会有一定的伤害，尤其是眼、肾、脑、血管、神经等。

导致糖尿病的主要因素有两种：遗传因素和环境因素。先来说一下遗传因素，Ⅰ型糖尿病和Ⅱ型糖尿病都存在显著的遗传特性，有家族发病的倾向，据调查显示，约有25%～50%的患者存在糖尿病家族史。临床调查显示，大概有60种以上遗传综合征伴有糖尿病。

Ⅰ型糖尿病存在多个DNA位点，它们参与着发病的过程，其中，HLA抗原基因里面的DQ位点多态性关系最密切；在Ⅱ型糖尿病中发现了多种确切的基因突变，例如，胰岛素基因、胰岛素受体基因、葡萄糖激酶基因、线粒体基因等。

Ⅰ型糖尿病和Ⅱ型糖尿病间的遗传情况是迥然不同的，研究人员识别出了Ⅰ型糖尿病的六种特殊基因，若是一个人存在遗传基因中的任何一种，患此病的概率都会大大增高，其子女患此病的概率为2%～5%，如果同卵孪生儿里面的一位也患有该病，另外一个罹患此病的概率为50%。

现代科学研究证明，病毒感染或其他因素能够促进脆弱免疫系统袭击患者自身胰岛，对其进行破坏，使得胰岛产生胰岛素受阻。

Ⅱ型糖尿病的遗传性要比Ⅰ型糖尿病强很多。举例来说，如果父母之中一方患上了Ⅱ型糖尿病，那么子女患此病的概率为10%～15%；如果是孪生儿中一个患的是Ⅱ型糖尿病，那么另外一个一定也患了此病，但是到目前为止，研究人员还没有发现与Ⅱ型糖尿病有关的任何基因。

接着再来介绍一下环境因素对糖尿病的影响。

进食过量，活动量减少，容易导致肥胖，而肥胖为Ⅱ型糖尿病的主要诱因。Ⅰ型糖尿病患者体内的免疫系统会出现异常，在柯萨奇病毒、风疹病毒、腮腺病毒等感染之后会引发自身免疫反应，进而对胰岛素β细胞产生破坏。

环境污染，如噪音、空气、社会竞争等，均可能诱发基因突变，突变基因会随上述因素的严重程度、持续时间增长，突变至一定程度就会引发糖尿病。

精神紧张、情绪激动等各类应激反应，均可能导致生长激素、去甲肾上腺素、胰升糖素、肾上腺皮质激素等能够促进血糖上升的激素的分泌量增加，进而引发糖尿病。

幼儿所出现的糖尿病和病毒感染之间有着密切的联系，感染本身并不会引发糖尿病，但是会激发隐形糖尿病。

此外，有关专家发现，妊娠次数和糖尿病发病之间有着一定的关系。妊娠期间，女性体内雌激素会增加，雌激素会诱发自身免疫，破坏β细胞，并且还可能会对抗胰岛素，所以妊娠次数过多，很容易诱发糖尿病。

糖尿病病情分类

提到"糖尿病"一词，我们通常想到的是Ⅰ型糖尿病和Ⅱ型糖尿病。实际上，从严格意义上讲，糖尿病可以分成四种，即Ⅰ型糖尿病、Ⅱ型糖尿病、妊娠糖尿病和其他类型糖尿病。妊娠糖尿病和其他类型糖尿病的发病概率较小，发病人群的范围较窄，因此在普通人的概念中，糖尿病只有Ⅰ型和Ⅱ型之分。

Ⅰ型糖尿病是由于胰岛素缺乏导致的，Ⅱ型糖尿病主要是胰岛素抵抗导致的。通常，Ⅰ型糖尿病需要用胰岛素来治疗，口服降糖药通常无效；而Ⅱ型糖尿病不用通过胰岛素治疗，通过合理饮食和口服降糖药物就能够治疗，当然了，口服降糖药无效的话也可以通过注射胰岛素治疗。所以，只有将两种糖尿病区分开来，才能对症治疗。

通常情况下，Ⅱ型糖尿病患者的体重明显超标，Ⅰ型糖尿病患者发病前体重正常或偏低，发病后体重会呈现不同程度下降，因此Ⅰ型糖尿病患者通常明显消瘦。

Ⅰ型糖尿病患者通常会表现出明显的"三多一少"症状，Ⅱ型糖尿病患者这种症状却不明显。Ⅰ型糖尿病患者发病的时候通常比较突然，而Ⅱ型糖尿病患者的发病时间却相对长很多。多数Ⅰ型糖尿病患者的年龄在40岁以下，临床调查显示，20岁以下青少年、儿童糖尿病患者占40岁以下患者的94.5%，50岁以上的人群几乎不存在Ⅰ型糖尿病；Ⅱ型糖尿病患者大都为40岁以上的中老年人，当然了，单单用年龄来评判糖尿病的类型是不准确的，应当综合其他因素进行判断。

Ⅰ型糖尿病和Ⅱ型糖尿病很可能会导致一系列并发症,但发病类型却不尽相同。Ⅰ型糖尿病容易导致酮症酸中毒,患者容易出现眼底视网膜病变、肾脏病变、神经病变等,心脑血管、肢体血管硬化病变不常见。而Ⅱ型糖尿病患者出现酮尿症的概率比较小,极少数年龄稍大的患者易出现非酮症高渗性昏迷,容易发生心、脑、肾血管动脉硬化病变,所以高血压是Ⅱ型糖尿病患者的常见症状。

如果通过临床表现难以确诊属于哪一类型糖尿病,可以通过深入检查诊断。常见的深入检查包括:

(1)空腹以及餐后2小时胰岛素或C肽水平检查。通过检查结果可以了解患者体内胰岛素为绝对缺乏还是相对缺乏。

(2)免疫抗体检查。常见的此类检查有CAD抗体、ICA抗体等,通过检查结果可以了解患者糖尿病和免疫是否有关。

易被忽视的糖尿病预警信号

实际上,并非所有的糖尿病患者都会出现"三多一少"的症状,也并非所有出现"三多一少"症状的人都患上了糖尿病。很多糖尿病患者对于糖尿病早期症状并不在意,等到检查出自己患有糖尿病时已经发病多年,甚至出现了并发症。有些临床表现非常容易被人们忽略,而正是由于患者或医生的疏忽,使得患者错过了最佳的治疗时机。下面叙述的这些症状,一旦出现就要赶快到医院就诊。

1. 手足麻木。糖尿病会导致末梢神经炎,引发手足麻木、疼痛、灼烧感等,甚至有些人走路会觉得如同踩到棉花上一样。糖尿病晚期时,末梢神经炎发病率会更高。

2. 视力降低。糖尿病会伤害双眼，引发白内障，使得视力下降，恶化的速度很快。有时会引发急性视网膜病变、急性视力下降、失明。发病率会随着病程延长和年龄增大而增大。

3. 皮肤瘙痒。糖尿病容易引发皮肤瘙痒，经常会痒得难以入眠，尤其是女性阴部瘙痒更为严重。

4. 腹泻、便秘。糖尿病很可能会引发内脏神经病变，导致胃肠道功能紊乱，进而出现顽固性腹泻、便秘，抗生素对这种腹泻无效。

5. 女性上体肥胖。腰围和臀的比例大于 0.7～0.85 的女性，不管体重是多少，糖耐量试验异常的人达到了 60%。

6. 性功能障碍。糖尿病会引发神经病变、血管病变，进而使得男性性功能出现障碍，勃起功能障碍最常见。统计结果显示，糖尿病患者发生勃起功能障碍者占 60% 以上，因此，性功能突然出现障碍者，应当及时到医院验血糖。

7. 糖尿病性脑梗死。糖尿病患者容易出现脑梗死，糖尿病所致脑梗死患者占 10%～13%，所以，脑梗死患者要经常验血糖。

8. 排尿困难。高血糖会对支配膀胱的自主神经产生伤害，进而影响膀胱收缩、排空的过程，主要表现为缺乏尿意、排尿困难、膀胱残余尿量多、张力性尿失禁。中老年男性如果出现排尿困难，排除前列腺肥大的诱因，还要考虑糖尿病的可能性。

9. 尿路感染。糖尿病引发的泌尿系统感染主要表现为菌尿源于肾脏，通常泌尿系统感染多源于下尿道；虽然进行了一定的抗感染治疗，可急性肾盂肾炎发热期仍然比普通泌尿系统感染发热期长。

女性尿道较短，比男性容易发生尿路感染。所以，糖尿病控制不佳，尿糖量高时，细菌就会丛生，尿道感染的发病概率上升。

10. 胆道感染。糖尿病并发胆囊炎的发病概率非常高，还可能伴随胆石症，甚至出现胆囊坏疽、穿孔。

因此，出现上述情况时也要提高警惕，及时到医院验尿糖和血糖，看看是否为糖尿病早期症状。

糖尿病的易感人群和"三多一少"

糖尿病的易感人群也叫作高危人群，指的是没有发现糖尿病，但是存在较大患病危险的人群，糖尿病的发生和年龄、肥胖、遗传等因素关系密切。所以糖尿病的易感人群如下：

1. 糖尿病家族病史或出生时体重过轻者遗传因素会导致机体胰腺功能先天性缺陷或障碍，进而很难平衡血糖，导致糖尿病。家族中的父母、兄弟、姐妹，其他近亲以及同性双胞胎里面有一位患糖尿病，则需加强糖尿病预防。出生时体重过轻，表面看来是婴儿在母体内发育不全、营养不良，实际上很容易导致婴儿体内胰腺细胞发育不良，使得胰岛素不能正常分泌。随着婴儿的生长发育，再加上后天饮食不良、肥胖等，都可能诱发糖尿病。

2. 未接受母乳喂养者。国外有专家调查研究发现，糖尿病家族病史的婴儿长期用牛奶代替母乳喂养，此类人群患糖尿病的概率很大。

3. 中老年肥胖者。中老年肥胖者，特别是那些腹部肥胖的人为最容易受糖尿病感染的人群，同时容易患上Ⅱ型糖尿病。这和日常的不健康饮食习惯、吸烟、酗酒、心理压力过大、缺乏锻炼等因素的关系密切。

4. 其他。妊娠的过程中有过高血压的人群；有巨大胎儿分娩史的人群；有高血压、高血脂、高尿素三、高胰岛素血症、血液高黏稠度的人群；长期吸烟的人群；工作压力大、心理负担重的人群；长期高热量摄入、少运动的人群；长期使用特殊药物，如利尿剂；曾经被诊断为早期糖尿病的人群。也就是说空腹血糖受损或耐糖量下降的人群。

上述为糖尿病的易感人群，此类人群应当严格规律自己的生活和饮食，调整心态，积极预防疾病，下面再为大家介绍一下糖尿病明显的"三多一少"典型症状。

"三多一少"是糖尿病患者的典型症状，即多尿、多饮、多食、体重下降。上述四种症状在不同类型糖尿病患者中出现的时间和顺序可能会不同，但在发病的过程中随时可能会出现，出现"三多一少"的症状时，一定要提高警惕，及时到医院检查。

1. 多尿。指的是尿量、排尿次数明显增多，主要表现是尿频，有些老年患者会伴随着尿急，每次排尿的时候尿量很多，尿中泡沫多，尿渍为白色，发黏。健康人的平均日排尿量为1 500毫升，日排尿次数为4～5次；糖尿病患者日平均排尿量在10 000毫升以上，日排尿次数多达十几次，甚至入睡之后也要起床数次。

这是因为，糖尿病患者体内的血糖很高，等到血糖超过糖阈的时候，糖就会通过尿液排出，血糖越高，尿糖就会越多，排尿也跟着增多，久而久之形成恶性循环。

2. 多饮。由于糖尿病患者的排尿量大，水分流失量大，所以容易细胞内脱水，口渴中枢接到信号，人体就会通过饮水为身体补充水分。通常表现为烦渴，饮水量和次数明显增多。多数糖尿病患者不但饮水次数多，而且饮水量也会增大，甚至一天喝几壶水。有些患者夜间睡觉时也要起来喝水。

由于高血糖会导致渗透性利尿，机体由于丢失大量水分处在"高渗"状态，使得口渴中枢受到刺激，引发口渴、多饮等症，人体血液葡萄糖升高后，周围组织内水分被吸收的现象叫作高渗。

但是要注意，老年人因为口渴中枢神经敏感性降低，虽然体内水分丢失量大，却并不会产生明显口渴症，这就是某些老年糖尿病患者发病的时候会直接陷入昏迷的原因。

3. 多食。糖从尿液中丢失，再加上糖利用出现障碍，人体内的能量、热量会缺乏，进而出现饥饿感，食欲亢进、食量增大，血糖和尿糖上升。

多数糖尿病患者都会多食，主要表现为易饥饿、饭量增多、进食后无饱腹感。糖尿病患者不但进餐次数增多，每次进食量也会增多，而摄入的食物量越多，血糖就会越高，尿糖也会跟着增多，饥饿更甚。

糖尿病患者进食后，糖分不能被充分利用，会随着尿液排出体外，导致热量来源不足，使得机体处在饥饿难耐状态，所以出现食欲亢进。这就是为什么有的人一天吃四五顿饭，却仍然没有饱腹感，两餐之间还要加点心。

如果一个人的食量很大，体力却越来越差，就要警惕糖尿病的发生，不要认为吃的多就健康。

4. 体重下降。由于糖利用出现障碍，糖原合成降低，糖原异生增多，人体能源供应下降，此时，为了满足机体需要，机体会通过分解脂肪、蛋白质来增加能量。消耗越来越多，体重就会下降，整个人就会消瘦下来。

并且，由于体内代谢紊乱，水电解质失衡，能量的释放也就成了问题，所以，患者经常会觉得精神不振、身体乏力。尤其对于老年糖尿病患者来说，千万不要认为消瘦是什么好事。患者病情稳定的话，体重通常不会有显著变化；如果明显消瘦，通常说明病情加重，要及时到医院就诊。

但是，有些糖尿病患者体重下降并不明显，甚至肥胖，不容易引起注意。最后，提醒大家，只要出现了上述"三多一少"的症状或是其中某一症状，都要提高警惕，及时到医院确诊。

如何预防糖尿病

糖尿病一旦被证实便不可被治愈,因此,血糖检查出现异常时要及时纠正自己的饮食、生活习惯等,以预防为主才是远离糖尿病最好的方法。

首先,要对糖尿病有一定的了解,也就是说多了解一些糖尿病的相关知识,对于糖尿病的防治措施也要有所了解。

其次,平时应当控制饮食,也就是说摄入的总热量应当少些,不但要少吃主食,副食类也应有选择地吃,尤其是高热量副食更应少吃,千万不能认为能吃就是福气,有时候,疾病就是由口而入,因此,必需适当进食,科学进食,合理膳食,不能乱吃、胡吃。

应当学会适当运动,控制饮食的同时不断增强体育锻炼,这样就能够避免体重过高,通过前面的介绍我们也发现,肥胖是导致糖尿病的主要原因,只要控制体重,糖尿病的发病概率就能够大大减少。英国有句谚语:"腰带越长寿命越短",实际上说的就是这个道理,控制体重对于身体健康来说非常重要,在糖尿病的预防方面更是不容忽视。

提到肥胖,不得不提醒大家注意下面这个问题,肥胖可以分成两种类型:一种为苹果型肥胖,意思就是体型看似像苹果,是圆的,肚子非常大,四肢很细,可以称作中心性肥胖。这类肥胖的患者脂肪通常会堆积在心脏、胰腺、肝脏、肾脏周围,对身体健康的影响非常大,很容易患上糖尿病、冠心病和高血压。而苹果型肥胖在男性中比较常见,女性也有,但是比较少。

另一种被称作梨形肥胖，即脂肪主要堆积在臀部和大腿，这种肥胖对健康的影响相对来说小一些。

其实归根到底一句话，保持正常的体型才是最好的选择。若你已经属于苹果型肥胖，能够感受到自己的腰围非常粗，应当注意加强锻炼，增强身体机能。

最后提醒大家注意心理方面的调节问题，一个人如果精神状态良好，整个人处在放松的状态，机体的循环水平就会处在正常水平，这对于维持血糖平衡来说是非常重要的。总之一句话，心态对于糖尿病的防治来说具有非常重要的作用。

餐后血糖高，一定要注意

对于糖尿病患者来说，某一时间段内血糖正常是没有用的，保持全天血糖的稳定才是最主要的。

一天之中，我们大部分时间都处于餐后状态，所以，和空腹血糖相比，餐后血糖对全天平均血糖的影响更大。通常情况下，餐后血糖会比空腹血糖高些，但不能高出太多，餐后2小时血糖经常超过11.1摩尔每升，就会引起多种并发症，如肾脏病变、心脑血管病变、四肢麻木等。所以，糖尿病患者不仅要控制好空腹血糖，还要稳定餐后血糖。

并且，餐后血糖也是早期诊断糖尿病的重要指标，因为早期糖尿病患者的空腹血糖并不高，只是餐后血糖较高，此时如果仅仅测定空腹血糖，非常容易漏诊。多数糖尿病患者在刚刚查出糖尿病时就已经伴随着并发症了，这和没有进行餐后血糖测定、确诊时间晚等因素有很大关系。

每位糖尿病患者都应该提高对餐后血糖的重视程度，饮食上，应适当增加富含膳食纤维食物的摄入，少食多餐；药物上可选择 α-葡萄糖苷酶抑制剂，如拜糖苹等药物，通过抑制小肠内分解碳水化合物的酶类延缓碳水化合物的降解、吸收，进而降低餐后血糖。此外，迅速、短效胰岛素促泌剂对于餐后血糖的控制也是非常有效的。

多数糖尿病患者对"餐后血糖"的意义不是很了解，也不重视这一监测结果。岂不知，餐后高血糖对身体的危害是非常大的。长期餐后血糖过高，对于糖尿病早期诊断非常不利，也不能准确地反映出患者血糖的控制情况，对于慢性并发症的防治不利。所以，一定要对餐后血糖有正确的认识。

1. 餐后血糖有助于早期干预，降低糖尿病发病率空腹血糖值正常，但是餐后血糖却介于健康人和糖尿病患者之间，被称作耐糖量受损，此时如果不进行干预，部分患者就会发展成Ⅱ型糖尿病患者。所以，提高对餐后血糖的重视，能够大大降低糖尿病发病风险。

2. 有助于糖尿病早期诊断。糖尿病早期空腹血糖通常比较正常，进餐之后血糖会迅速上升，对胰岛素的需求量增加，这个时候患者体内的胰岛储备功能会降低，胰岛素分泌量降低，餐后血糖就会偏高。通常情况下，餐后血糖为Ⅱ型糖尿病发病前最早出现的临床表现，比空腹血糖升高早3～5年，也就是说，检查餐后血糖能够更早地诊断出糖尿病。

3. 餐后血糖水平可以更好地预测心血管疾病的发生。糖尿病患者和糖耐量受损人群中，心血管疾病危险因素和餐后血糖水平有关，国际上的很多研究都表明，餐后血糖可以更好地预防心脑血管疾病的发生，同时大大降低心脑血管疾病的死亡概率。

4. 餐后高血糖是慢性并发症的重要诱因。研究表明，糖尿病心肌梗死的病死率、发病率和餐后血糖有着密切的关系，和空腹血糖之间的不明显。并且，还有研究表明，糖尿病患者早死率随着餐后血糖的上升而上升，和空腹血糖的关系不大。这些研究都说明餐后血糖和心血管疾病之间有着密切的关系。最新研究表明，餐后高血糖对血管的损伤从耐糖量受损时就已经开始了，这也就是为什么有些患者在被诊断为糖尿病的时候就已经出现了心血管并发症。

全天血糖监测由空腹血糖和餐后血糖两部分组成，血糖监测全天水平接近正常值的时候才可以说明血糖已经被控制住了，千万不能只看空腹血糖而忽视餐后血糖监测，因为它和糖尿病病情的防控之间有着密切的关系。

糖尿病患者的四季调养

在中国古代的著名医学著作《黄帝内经》里面有"智者之养生也，必顺四时而适寒暑"的说法，其实这句话的意思就是说四季调养对于人体健康有着非常重要的作用，对于患者来说，四季调养更为重要，这样才有利于病情的好转。

糖尿病患者病情的变化和季节之间的关系非常密切，到了冬季，血糖就会上升，到了夏季，血糖又会下降，因此，糖尿病患者一定要顺应四季气候变化、特点、规律，以更好地养病、治病，这对于维持血糖的稳定来说非常重要。

一、春季调养

春季气候温和，人体阳气生发，新陈代谢变得更加旺盛，但是还有春季"百草回芽，百病发作"之说，糖尿病患者春季时更要注意预防外感、调节情志，因为这些因素都有可能导致原本被患者控制得很好的血糖突然上升，进而加重感冒病情，因此，糖尿病患者春季时应当注意适当增添衣物，与中国古人总结出的"春捂秋冻"的观点相吻合。多进行体育锻炼，如慢跑、散步等，都能够增强身体免疫力。可以适当服用滋补类药物，进而增强体质，缓解糖尿病症状。此外，可以煎服板蓝根、苍术等清热辟邪药物，以预防感冒的发生，甚至可以通过服用逍遥丸等药物，以舒畅情志。

春天是生发的季节，如果此时肝阳生发太过，就会出现肝阳上亢，容易导致血糖上升，血糖上升容易使病人更加忧虑、烦躁、易怒。所以，春天时应保持舒畅、开阔的心情，以及积极乐观的心态。春季肝脏舒畅调达是非常利于疏泄的。

糖尿病患者可以在春季外出郊游，赏花看景，利于血糖的稳定。家庭关系要和谐，避免生气，以疏解肝郁，尤其不能大动肝火。

此外，春季时人们要适当早睡晚起，平时到公园散步，放松身心，畅达情志，以保持精神的旺盛和血糖的稳定。

二、夏季调养

夏季，天气炎热，人体阳气容易发泄，实际上，这是血糖最容易被控制的季节，因此要抓住这一时机及时治疗。夏季闷热，排汗量较大，小便次数减少，糖尿病患者常见感染——膀胱炎便会加重。再加上水分不足，血液浓缩，血液黏稠度容易上升，进而增加心脑血管疾病发生的风险。因此，夏季，糖尿病患者应当注意预防各种并发症。

夏季养生的关键是预防消化道疾病、皮肤病感染，注意运动过程中的意外情况，合理安排饮食起居。普通人到了夏季尚且会有几分虚弱，更别说是糖尿病患者了，因此，糖尿病患者在夏季更要注重锻炼与进补。

进补主要分为食补和药补两部分。药补可以通过服用人参、西洋参、黄芪等补气止汗，生津止渴，补虚健脾。糖尿病患者服用上述药物后，除了能够减少乏力、恢复元气，还能够控制血糖，但在补益的过程中要注意，不能使用纯阳补品，如鹿茸、肉桂等，防止虚火过盛，引发炎症。

而通过食补的过程，应注意饮食的清淡，可以吃些凉拌菜、鸡肉、鱼虾等；忌食油腻、烧烤、生冷食物，以免脾气壅滞，湿热内生。日常则可以通过跑步、散步等运动加速身体内气血的循环，以强健体魄，辅助人体控制血糖。

夏季时应适当晚睡早起，因为夏季晚睡能够顺应自然阴气不足，早起能够顺应阳气之盛，这样一来有助于情志的调节和血糖的降低。当然了，中午时应当进行适当休息，补充夜间睡眠。

三、秋季调养

秋季时，气候变化较大，糖尿病患者的情志通常不稳，所以，在秋季时血糖容易随着天气的变化而上下波动。糖尿病患者在立秋过后，应当注意节气变化，认真做好保健工作，为顺利过冬打下基础。

首先，秋季本是凄凉之季，很多人到了秋季会变得多愁善感，情绪的调节重在解郁散结。糖尿病患者在秋季时应当注意培养自己的乐观情绪，不能因为疾病产生而忧郁，心生火气，容易导致秋燥火旺，血糖波动较大，此时想要控制血糖就比较难了。

其次，秋风强劲，万物干燥，人体容易感到口渴咽干、大便干燥等，糖尿病本身和燥热有关，因此，预防秋燥很重要。糖尿病患者可以通过服用滋阴润燥之品解除心中之烦闷，如麦冬，服用后可清心除烦、益胃生津，促进胰岛细胞恢复，增加肝糖原，进而达到降糖目的。麦冬还可补心，尤其对于糖尿病合并心脏病患者来说，疗效甚好。

最后，秋季为万物丰收之季节，此时，自然界中的阳气开始收敛，阴气慢慢增强，人们应当早睡早起，保持平和心态，不可暴躁急怒，同时在适当的时候收敛神气，不能够让情绪外弛，注意锻炼身体，让人体上下之气贯通，以增强肺脏功能，防秋燥之气侵袭人体。

糖尿病患者的血糖在秋季时容易升高，不加以重视，容易加重病情，所以，糖尿病患者在秋季一定要提高警惕。

四、冬季调养

冬季，万物的新陈代谢速度都会减慢，通过各种方式降低消耗，以待来年重现生机，实际上，人体也是符合自然界规律的。到了冬季，应当主动避寒就湿、敛阳护阴，进而保持身体内阴阳的平衡。

糖尿病患者应当注意早睡早起。从中医的角度上说，早睡能够养足人体阳气，早起能够养足人体阴气。如果人体中阴气旺盛，抗病能力就会下降，如此一来，疾病等外邪就会趁机而入。

冬季室内一定要温暖，同时注意清新空气的流入，糖尿病患者要及早做好防寒准备，确保避开寒流袭击，还应及时添加衣物，适当减少外出活动量。预防感冒为糖尿病患者冬季时所要做的第一件事，要积极消除各种肺炎隐患，注意皮肤、尿路感染等问题。

冬季时应当以固阴精、滋养阳气为主，所以性生活一定要有节制，节制的性生活能够预防疾病、提高机体抗病能力。

冬季时情绪应当平稳，切记过度悲喜，因为这些情绪波动都容易导致交感神经兴奋，促进肝脏里面的糖原释放到血液中，提升血糖水平，进而加重病情或降低疗效。因此，糖尿病患者一定要懂得控制自己的情绪，免受负面情绪影响。

通过上面的介绍我们也能看出，四季调养必须从整体出发。春季注重养生，利于夏长；而夏季养长，利于秋收；秋季主养收，利于冬藏；冬季养藏，利于春生。因此，熟练掌握四季调养的方法，对于预防血糖波动是非常有帮助的。

"一药"有"多名"

很多商家为了吸引糖尿病患者的眼球，不惜将药品的名称更改为更新颖、更神秘的字眼，以迷惑消费者，在这里，就为大家介绍一下这些商家"一药"有"多名"的做法。

这种"一药多名"的做法不但给患者带来了选择药物的麻烦，还为用药安全带来了隐患。随着国家各种规定的施行，药品开始大规模"换装"，应避免"一药多名"。

药品的名称分为通用名、商品名、英文名、化学名四类，也就是说，一种药品本身就拥有四种不同的名称。

其中，通用名为国家规定的药品统一名称，在中国《药品管理法》里面有规定，凡是列在国家药品标准的名称即为药品通用名称，也叫作"法定名称"，就是说，同种药品的通用名是相同的，为了规范医疗机构、医务人员处方行为，推动临床合理用药，我国卫生部制定了《处方管理办法》，在2007年5月1日时在全国范围内正式使用。

商品名，实际上就是指商标名，它是不同生产药厂为自己制剂产品起的名字，经过了注册的过程，有专用权。因此，同种药物由不同药厂生产的制剂产品通常具有不同的商品名称，如"二甲双胍"是通用名，而它的商品名却有很多，如迪化唐锭、格华止等。

英文名称为世界卫生组织和各国专业术语委员会为每种市场销售药品所起的、世界范围内应用的唯一名称，也就是国际非专利名称。

药品的化学名为就是指该药品原料成分化学名称。

糖尿病的治疗药物共分成五大类，每类药物包括若干小类，同种药物会因为生产厂家的不同而被冠以不同的商品名称。很多药品的商品名称甚至多达十多种，所以，不仅普通患者，即使是医生面对各种商品名称时也会觉得有些迷茫。临床上将口服降糖药物通用名和商品名进行了总汇，患者可参考这些数据查看自己所购买的药物究竟属于哪类。

格列苯脲的商品名包括：优降糖、格列赫素、达安疗、达安宁。

格列吡嗪的商品名包括：美吡哒、迪沙片、秦苏、优哒灵、安达、美迪宝、利糖妥、麦林格、灭糖尿、灭特尼、瑞易宁控释片、唐贝克。

格列美脲的商品名称包括：达莫利、圣平、圣唐平、普唐苹、万苏平、迪北、伊瑞、佳和洛、力贻苹、安尼平、阿迈瑞。

格列喹酮的商品名称包括：糖适平、克罗龙、捷适。

格列齐特的商品名称包括：达美康、列克、甲磺吡脲。

瑞格列奈的商品名称包括：诺和龙、孚来迪。

那格列奈的商品名称包括：唐力、唐瑞。

二甲双胍的商品名称包括：甲福明、降糖片、迪化唐锭、格华止、美迪康、君力达、君士达、力克糖、倍顺（缓释片）、卜可（缓释片）。

苯乙双胍的商品名称包括：降糖灵、苯乙福明。

罗格列酮的商品名称包括：文迪雅、太罗、维戈洛、爱能、圣奥。

吡格列酮的商品名称包括：艾汀、瑞彤、卡司平、顿灵、秦洛平、安可妥、贝唐宁、列洛。

阿卡波糖的商品名称包括：拜唐苹、卡博平。

伏格列波糖的商品名称包括：倍欣、伏利波糖。

同种药物商品名称可能有很多个，但通用名只有一个，因此，患者只要记清药物的通用名，选药的过程中就不会再感到迷茫了。

别掉进虚假广告的陷阱

如今,各个商家都采取广告的形式打响自己的品牌。就拿药品广告来说,绝大多数的药品广告都存在一个问题:过分夸大。就拿降糖药物来说,它的功能就是降糖,有些广告却说它可以根治糖尿病,实际上,无论是中药、西药还是胰岛移植、基因治疗等,目前都尚未发现根治糖尿病的方法,那么这些药物的"根治"又是从何谈起呢?

虚假广告对于消费者的伤害是比较大的,很多人在不明真相的情况下上当受骗,浪费大量的金钱不说,还会耽误病情,错失最佳的治疗时机,给经济和身体带来巨大的损失。

很多人在患上糖尿病之后都有一种憧憬,希望某个"秘方"、"偏方"能够根治糖尿病,消除控制饮食之苦。社会上的某些人抓住了糖尿病患者的这种心理,打出"降糖效果明显,无须控制饮食,没有毒副作用,停药之后不会反弹,服药几个月之后就能够根治糖尿病"的口号,使得很多糖尿病患者在不明真相的情况下上当受骗,造成巨大的经济损失和难以挽回的健康损失。

下面就来为糖尿病患者总结一下虚假广告中的常用手段:

1. 中药行骗:中药添加降糖西药。中药在糖尿病并发症的防治方面占据着一定的优势,但是有一个弊端:就是中药的降糖效果有限,因此,更谈不上根治糖尿病了。

现在,很多不法商家利用患者对中医的信任、急需治疗的心理而打出"纯中药制剂"、"无毒副作用"、"可根治糖尿病"的幌子欺骗患者。在患者身上牟取暴利,在中药里面添加价格低廉、降糖作用强、副作用大的西药,但是由于配置不均匀、剂量不准确,很容易导致低血糖,甚至有生命危险。

合并肾功能不全的患者,在服用添加降糖灵的"纯中药"制剂之后,非常容易出现乳酸性酸中毒,死亡率很高。所以,在此提醒广大患者,千万不能自行购买"三无"药品,以免引发严重后果。

2. 高科技行骗:新词的虚假诱骗。目前,科技发展越来越迅速,什么"基因工程"、"生物技术"等高科技词语也接连产生,有些不法商家利用这些时髦的高科技词语为自己的产品进行虚假宣传,通过增加宣传其科技含量的词语来诱惑患者。比如,有些报道中提到国外研究发现,糖尿病很可能和基因有关,广告中就宣传中药能够"修复致病基因,根治糖尿病",实际上,到目前为止,医学界对导致糖尿病的相关基因尚未研究清楚,"基因修复"更是无从谈起,所以提醒糖尿病患者,看到相关时髦词语宣传药物的广告应提高警惕,以免被骗。

3. "义诊""卖药":免费测量血糖,推销自家药品。现在,很多不法分子打着"义诊"的名号,通过"免费测血糖"、"免费赠送礼品"等诱饵推销自家的高价药品。通常情况下,药品商家还会邀请一些所谓的"糖尿病专家"、"糖尿病主任"等"虚张声势",通过调查就会发现,这些人根本不是什么"专家"、"主任",此类活动多出现在一些效益不是很好的小医院之中,凭借高价出售一些没有产品批号的自制药物欺骗消费者。

4. 借"地"发挥:医院的阵地,不法售药。有些不法分子会在机关医院或部队干休所承包科室,成立"院中院",或是在部队医院的名义下刊登一些诸如"专治疑难杂症,包治百病"的广告,他们不会询问患者的病情、年龄,也不为他们测量血糖,将治不好也吃不死的几副中药邮寄到患者家中,前提是患者将钱汇到他们的名下。

2.刻不容缓：糖尿病急性并发症及其救治

低血糖昏迷及其防治

糖尿病合并低血糖是指由于糖尿病所致的胰岛素分泌下降，进而使得血糖继发性降低的一种疾病。现在，临床上通常是通过停用胰岛素和降糖药，让血糖恢复至正常的水平来治疗此病。

实际上，糖尿病合并低血糖的诱因很多，病因不同，低血糖的发生概率也会不同，最常见的低血糖的诱因就是药物，比如胰岛素治疗、磺脲类药物治疗，导致低血糖的概率为20%，尤其是第一代磺脲类药物氯磺丙脲，非常容易引发低血糖。

那么如何预防低血糖呢？

一、合理使用胰岛素和口服降糖药物

药物用量过大是导致低血糖的重要原因，糖尿病患者一定要根据自己实际情况及时调整用药量，同时掌握各类胰岛素特点及其正确的注射技巧。

二、规律生活，戒烟限酒，饮食定时定量

糖尿病患者应当遵循"少食多餐"的饮食原则，对于容易出现低血糖的糖尿病患者来说，每天的餐次可以增加到五至六餐，能够有效防止低血糖，控制高血糖。

三、适当运动，增强体质

经常进行适当、适量的运动能够帮助糖尿病患者降血糖，有效提高胰岛素敏感性，改善患者精神面貌等。糖尿病患者最好选择中度或轻度运动，因为剧烈运动容易诱发低血糖。糖尿病患者在剧烈运动或重体力劳动的时候，应当酌情加餐或减少胰岛素使用剂量。

四、定期测定血糖值

多数糖尿病患者的病情并不稳定，尤其到了夜间，很容易出现低血糖，因此，糖尿病患者临睡前最好进行一次血糖监测，如果发现血糖偏低，可以在临睡前适量吃些东西，即使没有出现低血糖也不能认为万事大吉，应当加强血糖监测，及时降低胰岛素剂量，进而合理调整饮食，采取适当的运动治疗方案。

"虾皮腐竹"这道菜非常适合糖尿病并发低血糖的患者食用。主要构成食材为腐竹、虾皮、蒜茸、麻油、姜、精盐、味精。具体做法为：将虾皮用酒、水浸发之后煮沸，再将腐竹放到冷水中泡发，然后撕成细条状；将锅置于火上，油热后爆香蒜茸、葱、姜末，而后放入腐竹、虾皮和适量水，煮沸调味，再用小火继续烩20分钟左右，淋上麻油即可。这道菜肴属于高蛋白食物，能够有效防止低血糖和高脂血症。

日常饮食中，糖尿病并发低血糖患者的饮食也是有宜忌的。宜吃食物：胡萝卜、芹菜、菠菜、芥菜、茼蒿、茭白、西红柿、淡菜、冬瓜；柑橘、苹果、山楂；玉米、燕麦、大豆、绿豆、红小豆；精瘦肉；脱脂牛奶；海蜇、海参、青鱼、带鱼、鲫鱼；花生油、大豆油、菜籽油、橄榄油、大蒜；刺五加、葛根、夏枯草、菊花茶、金银花茶、绿茶、枸杞子茶、玉米须茶、豆浆等。

忌吃食物：甜瓜、甜菜；香蕉、葡萄、黑枣、枇杷、沙果、柿子、金橘、大枣、桂圆、杨梅、甘蔗、芒果；加碱或发酵粉、小苏打制作的面食和糕点；肥肉、狗肉、香肠、动物内脏；鸡蛋黄、松花蛋、全脂牛奶、全脂奶粉；鱼肝、鱼子、螃蟹、鱿鱼、墨鱼；浓茶、咖啡、烈酒、加工果汁；

咸菜、酱菜、胡椒、辣椒油、辣酱、肉汤等。

介绍完低血糖昏迷如何预防，再来向糖尿病患者介绍一下低血糖昏迷的急救方法。

（1）对于轻度低血糖昏迷的糖尿病患者来说，患者的意识清醒，并且具有吞咽能力，可以立即喝糖水、吃饼干等，低血糖昏迷症状就会迅速缓解。

（2）对于重度低血糖的糖尿病患者来说，此时的意识已经不是很清醒了，或者处在昏迷的状态之中，丧失了自主吞咽的能力，千万不能喂食或饮水，容易引起窒息。要让患者侧卧，保持呼吸道畅通，然后立即送到医院。

糖尿病偏瘫及其防治

提到"偏瘫"一词，很多人首先想到的就是脑卒中。的确，脑卒中会诱发偏瘫，但实际上，低血糖同样会导致偏瘫。

低血糖导致的偏瘫多发生在老年糖尿病患者身上。老年人本身就有脑动脉硬化和狭窄，血糖正常的情况下，狭窄动脉供血区域可以得到维持其正常功能需要的能量，但是低血糖发作的时候，由于反射性引起脑痉挛，导致大脑各处供血不平衡，使得缺血相对严重的部位出现功能障碍，主要表现为局部性神经症状，如偏瘫。

此类患者通常是由于服用降糖药物过量、未随时监测血糖导致没能及时调整降糖药物用量、活动量过大、进食过少等因素出现低血糖，患者的病情发生得比较突然，通常表现为迅速痉挛或迟缓性一侧肢体偏瘫，症状严重者会出现意识障碍甚至昏迷，此时患者的随机血糖如果低于 2.8 摩尔每升，基本上能够被确诊。

低血糖偏瘫如果可以尽早地被确诊、及时补充葡萄糖，病情就能够得到改善。比如，有些患者在及时补充葡萄糖 20 分钟之后，偏瘫的肢体就能够活动，1 个小时之内便恢复到正常状态。总之，此病及时治疗是能够逆转的，可一旦误诊，没有及时纠正低血糖，患者所受到的伤害就是不可逆转的了，甚至会危及患者的生命安全。

那么怎样才能避免误诊呢？

脑卒中为老年患者的常见疾病，而低血糖偏瘫主要出现在老年患者身上，二者临床表现相似，因此仅从症状上是很难区分的。低血糖的典型症状包括：饥饿、心慌、出汗、全身无力等；低血糖的非典型症状包括：偏瘫、昏迷等，在了解其典型症状的同时了解其非典型症状，在患者出现偏瘫的时候首先为其测定血糖，就可以知道偏瘫的诱因了。

那么如何防治低血糖偏瘫呢？

老年人的肝肾功能正处在衰退期，降糖药物会蓄积在体内，再加上老年人体内的胰高血糖素分泌量严重不足，所以很容易出现低血糖。因此，老年糖尿病患者在应用胰岛素或口服降糖药物控制血糖的时候，应当从小剂量服起，逐渐增加药物的应用剂量，尽量避免服用作用较强、长效的降糖药物，同时定期对血糖进行监测，随时观察血糖情况，以及时调整饮食量、运动方式和药物剂量。

如何预防乳酸性酸中毒

乳酸性酸中毒是指由于各种原因引发的乳酸在血液中堆积，动脉血液中的乳酸不低于5摩尔每升，动脉血液pH值低于7.35、二氧化碳结合能力下降导致的一系列临床综合征。

乳酸为糖类在体内代谢过程中的产物。正常情况下，体内乳酸的产生量很小，少量乳酸对身体是没有害处的，并且能够在肝脏中合成葡萄糖作为能量来源被二次利用，多余乳酸可以通过肾脏排出体外，因此，正常情况下，血液中的乳酸浓度不会超过1.8摩尔每升。

糖尿病乳酸性中毒发病迅速，但是其症状和体征没有特异性。症状较轻者多表现为身体乏力、恶心、食欲下降、头昏、嗜睡、呼吸速度稍微变得深快；重度患者会出现呕吐、腹泻、头晕、头痛、全身酸痛、口唇发绀、无酮味深大呼吸、血压下降、心动过快、意识障碍、昏迷，甚至休克。

糖尿病乳酸性酸中毒主要出现在长期大量服用苯乙双胍的糖尿病患者身上，尤其是老年及同时伴随着心、肺、肝、肾功能不全的患者，由于降糖灵会增加糖的无氧酵解，因此乳酸的生成量也就更多，降低肝脏、肌肉细胞对于乳酸的摄取。

虽然乳酸性酸中毒在临床上出现的比较少，但是一旦出现，后果是非常严重的，在血乳酸高于13.35摩尔每升的时候，病死率概率为100%。因此，乳酸性酸中毒的预防是非常重要的，糖尿病患者可以从以下几方面注意：

（1）老年糖尿病患者要慎重使用双胍类降糖药物。

（2）严重的肝肾损害、心肺功能不全、休克的糖尿病患者，应当禁用双胍类降糖药物。

（3）糖尿病患者一定要戒酒。

糖尿病酮症酸中毒及其预防

糖尿病酮症酸中毒为人体胰岛素严重缺乏症导致的以高血糖、高酮血症、代谢性酸中毒为主要表现的临床综合征，为糖尿病的严重急性并发症，也是糖尿病病情恶化后的直接后果。

通常情况下，血糖升高在 16.7～33.3 摩尔每升，甚至高达 55.5 摩尔每升，尿酮体阳性，血液 pH 值低于 7.35，就可以被诊断为糖尿病酮症酸中毒。

在正常情况下，体内有足够胰岛素分解代谢血糖，进而获得能量。糖尿病患者在胰岛素严重缺乏或碳水化合物摄入量过低的时候，身体只能通过分解脂肪获得能量，这个过程中会产生一种物质——酮体，大量酮体聚集在血液之中，超过自身代谢能力的范畴，血液的 pH 值就会下降，导致机体出现酮症酸中毒。此时，由于胰岛素严重缺乏而引发血糖利用障碍，患者长期处在严重高血糖状态，大量血糖就会从尿液中排出，带走水分和电解质，患者经常会出现明显脱水、电解质紊乱等，进而出现各种临床症状，昏迷甚至死亡。血中酮体潴留和脱水为酮症酸中毒的重要病理变化。

酮症酸中毒早期主要表现为糖尿病症状加重。症状为极度口渴、多饮、多尿、全身乏力；明显胃肠道症状，如厌食、恶心、呕吐、腹痛等；

出现头晕、头痛、神情冷漠、嗜睡、烦躁；呼吸加快。

有些症状较轻的患者则会出现上述症状，但是在尿酮体化验时呈现阳性反应。酮症酸中毒未能及时控制，患者的病情就会恶化，出现脱水、血容量不足等，主要表现为严重脱水；心动过快，血压下降，四肢湿冷，心力衰竭休克；呼吸深快，并且有烂苹果味；神志不清，昏迷。

有些患者会由于出现明显的胃肠道症状被误诊为急性肠炎或外科急腹症。因此，在出现上述警报信号的时候应当及时到医院检测血糖、尿糖、尿酮体、二氧化碳结合力、血液中电解质、血酮体等，及时确诊。

那么究竟哪些因素会诱发酮症酸中毒呢？

胰岛素不适当减量或突然中断；急性感染，如尿路感染、痢疾等；胃肠道疾病，如呕吐、腹泻等；饮食不当，如暴饮暴食、过度饥饿、酗酒等；急性心肌梗死、脑血管意外、手术、分娩、精神创伤等应激状态，身体内的胰岛素拮抗激素的分泌量会上升，使得机体胰岛素相对不足。Ⅰ型糖尿病酮症多由于胰岛素中断或不足引起，Ⅱ型糖尿病酮症通常和感染、各种应激有关。

那么如何预防酮症酸中毒呢？

1. 控制血糖，不能擅自减药或停药。特别是对于应用胰岛素的患者来说，这一点是非常重要的，不能因为轻信偏方或其他因素而擅自减药或停药，即使不能进食的情况下也不可以随意停药，要在医生指导下调整治疗。

2. 规律生活。糖尿病患者应该严格规律自己的起居生活，进餐要定时定量，戒烟限酒，不能暴饮暴食，饥一顿饱一顿，也不能过度熬夜，防止血糖波动。

3. 预防感染。感染是诱发酮症酸中毒的主要原因，所以，平时一定要注意好自己的饮食起居，防止感冒着凉，一旦出现发烧、感冒、腹泻等症，应当积极治疗，密切监测血糖、尿酮体，调整治疗方案，必要时要及时到医院就诊，以免贻误病情。

4. 防止脱水。糖尿病患者活动的时候容易出汗，劳累和夏天时出汗更多，大量排汗容易导致酮症酸中毒，因此，夏季高温时要增加液体摄入，多喝些白开水、淡盐水，以补充体内丧失的水分。此外，还要预防腹泻导致的脱水。

糖尿病高渗性昏迷及其预防

糖尿病高渗性昏迷通常出现在老年糖尿病患者的身上，属于急性并发症，发病年龄大都在 40 岁以上，大概有半数患者在出现此症时还不知道自己已经患有糖尿病，此病多出现在夏季，死亡率超过了 50%，远远超过糖尿病酮症酸中毒，因此应提高警惕。

那么，导致糖尿病高渗性昏迷的诱因有哪些呢？

1. 失水过多。如发热、严重呕吐、腹泻、使用利尿剂等。

2. 饮水不足。多出现在老年患者身上，夏季人体排汗量大，老人口渴中枢不敏感，因此进水量往往不足，导致血液浓缩、血浆渗透压上升。此外，生活不能自理、昏迷等患者也常常摄水不足。

3. 摄糖过多。老年糖尿病患者的症状不典型，因此患者通常不知道自己患有糖尿病，大量摄入糖类，导致血糖明显上升。

4. 药物因素。糖皮质激素、β-受体阻滞剂、部分利尿剂等均可能引发高血糖。由于糖尿病患者自身胰岛素分泌不足，再加上上述诱因，使得血糖升高，高血糖引发渗透性利尿，体内的水分大量丧失，此时，老年人体代偿功能缺乏，口渴中枢敏感度降低，水分不能及时被补充，导致血液浓缩，促使血糖、血钠、血渗透压进一步升高，形成恶性循环，导致严重脱水，引发不同程度的意识障碍。

　　早期的糖尿病高渗性昏迷表现为"三多一少"症状加重、明显脱水，比如皮肤干燥、眼窝内陷、心动过快、血压下降、尿量减少等，之后逐渐出现表情淡漠、神情冷淡、反应迟钝、嗜睡、神志不清，甚至昏迷状态，经常会伴随着局限性抽搐、偏瘫、偏盲、失语等中枢神经受损症状，常常会被误诊为脑血管意外。和糖尿病酮中毒不同，患者出现高渗性昏迷的时候，酮症酸中毒通常较轻，但是血糖、血浆渗透压会非常高，严重脱水。糖尿病高渗性昏迷时，血浆渗透压和血糖会明显上升，具体依据为中老年人临床上会伴随着明显脱水、意识障碍；血浆渗透压不低于330毫升单位／升；血糖不低于33.3摩尔每升；尿糖"++++"、尿酮体阴性或可疑阳性。

　　虽然高渗性昏迷的危害非常大，但却是能够被预防的，下面就来介绍几种此病的预防方法：

　　1. 提高对糖尿病的警惕性，时常进行血糖监测，以便及早发现糖尿病。糖尿病被确诊后，要积极治疗，以便更好地控制血糖。

　　2. 不能限制饮水，不能为了减少排尿次数而限制水分的摄入。每天保持充足的水分摄入，防止脱水、血液浓缩，但是不能喝含糖饮料，除了发生低血糖的时候。

　　3. 防止各种感染、应激状况，一旦出现，及时采取应对措施。

　　4. 糖尿病患者的症状加重或是出现消化道症状，要及时到医院就诊，进行正规治疗。

　　5. 老年糖尿病患者要慎重使用利尿剂、升高血糖药物，如糖皮质激素、呋塞米等。

　　6. 老年糖尿病患者在出现感冒发烧、外伤等小病时要及时治疗，防止诱发高渗透性昏迷。

糖尿病患者昏迷怎么救治

很多糖尿病患者都会出现昏迷，这种昏迷可能是低血糖所致，也可能是高血压所致，尚未明确昏迷原因的时候不能随便给患者喂糖水，防止加重病情。

糖尿病昏迷为糖尿病患者严重的急性并发症，对神经的危害是比较大的，不及时抢救，昏迷超过6小时会导致不可恢复的脑组织损伤，甚至死亡。

那么导致糖尿病昏迷的原因都有哪些呢？

一、低血糖

多数患者都知道低血糖会导致昏迷，当血糖低于2.8摩尔每升的时候即为低血糖，低血糖严重会引发昏迷。糖尿病患者出现低血糖的原因为降糖药物用量过大，进食不足或延迟；运动量增多，但并未相应增加食量或降低用药量。低血糖昏迷以前，患者通常会出现心慌、头昏、饥饿、冒冷汗等，此时进食糖果、饼干等含糖较高的食物能够缓解症状，如果任病情发展下去，会出现烦躁、抽搐、精神失常，最终导致患者昏迷。低血糖昏迷是糖尿病患者最常出现的症状，因此糖尿病患者一定要随身携带糖果，一旦出现糖尿病低血糖便可及时自救。

二、酮症中毒

酮症中毒昏迷多出现在Ⅰ型糖尿病患者身上，Ⅱ型糖尿病病患在某些诱因影响下也会出现，其发病原因为：胰岛素停用或减量过快；各种急性感染；应激状态，如外伤、妊娠、急性心肌梗死等；饮食失调，进食过量或过少，饮酒过度等。

患者早期症状为乏力、口渴、多饮、多尿，进一步发展会出现食欲减退、恶心呕吐、意识模糊、昏迷等，同时伴随着呼吸加大加深，呼气的时候会闻到烂苹果的味道，血糖非常高，尿酮体为阳性，出现上述症状时要及时将患者送到医院，否则可能会危及生命安全。

三、非酮症性高渗性昏迷

这种昏迷多出现在 60 岁以上的老年糖尿病患者身上，其临床表现为脱水严重、高血糖、高血浆渗透压、神经精神症状。虽然此病的发病率不高，但是病情严重，死亡率高，一定要及早识别、治疗。

通过上述介绍，大家也能看出，糖尿病患者出现的昏迷可能是低血糖所致，也可能是高血糖引发。因此，如果患者正处在昏迷状态，尚未弄清患者是因为何种原因出现昏迷以前不能擅自给患者喂糖水，并且给意识不清醒的患者喂糖水非常容易发生呛咳、窒息。下面就来为大家介绍一些糖尿病昏迷的急救要点：

1. 如果患者已经昏迷，就要按照昏迷的原则进行处理。让患者保持平卧，同时将头侧向一边，保持呼吸畅通，将口中的呕吐物清除干净，以免误吸呕吐物导致窒息。如果患者呼吸停止，要立即进行人工呼吸，注意不能擅自给患者喂糖水，防止加重病情或造成窒息。

2. 如果患者意识清醒，拥有吞咽能力，那么低血糖昏迷患者应当尽快喝糖水或吃糖块等；高血糖昏迷患者要尽快喝些淡盐水或茶水、低盐番茄汁等。

3. 患者有糖尿病史，突然出现昏迷，并且找不到其他原因，可初步认为是糖尿病昏迷。为了确定患者究竟是"低血糖昏迷"还是"高血糖昏迷"，可以先为患者验血糖。身边没有血糖仪，可以根据患者出现的症状判断。

低血糖昏迷的患者肌力迟缓、体温降低、呼吸平和、皮肤潮湿、呼气没有特殊气味；高血糖昏迷的患者呼吸又深又快，并且伴随着口渴、皮肤和口唇干燥、呼出气体有类似"烂苹果"的气味。当然了，症状的最终确认还是应当通过实验室检查。

4. 患者如果不可以迅速恢复知觉，那么要立即将患者送到医院抢救，已经恢复了知觉的患者也应及时到医院进行治疗，查明病因，调整治疗方案。

5. 如果难以判断患者昏迷的原因，就不要采取任何措施，因为高血糖和低血糖导致的昏迷救治的方法是相反的。

3.不容有失：糖尿病慢性并发症及其救治

糖尿病合并高血压及其药物治疗

糖尿病合并高血压是临床上常见的疾病，大约60%的糖尿病患者都合并着高血压，糖尿病患者出现高血压的概率为非糖尿病患者的2～3倍，因为糖尿病合并高血压很容易诱发心脑血管事件，所以糖尿病患者更应当积极防治高血压。

Ⅱ型糖尿病和高血压通常呈现出聚集发病，很可能和共同的遗传基因有关系，Ⅱ型糖尿病患者大多存在胰岛素抵抗导致的高胰岛素血症，而高胰岛素血症会引发高血压。高血糖、高血压对于肾脏的损害都是比较大的，肾功能不全的患者高血压还会进一步加重，久而久之就形成了恶性循环。

高血压为糖尿病患者心脑血管并发症的危险因素，除此之外，高血压会促进糖尿病肾病、糖尿病视网膜病变的发生、发展，显著增加糖尿病患者的死亡率。研究发现，糖尿病合并高血压的患者，通过控制血糖能够使任何糖尿病相关终点事件发生概率降低24%，微血管病变降低37%，心肌梗死降低44%。但是强化控制血糖仅仅可以使任何糖尿病相关终点事件发生率降低12%，其中，微血管病变降低25%，心肌梗死降低16%。所以，对于糖尿病合并高血压的患者来说，治疗糖尿病时，不能忽视对血压的控制，严格控制血压和控制血糖的重要性是一样的，都能够降低糖尿病并发症的发生概率及死亡率。

通常建议普通糖尿病患者的血压控制在130/80毫米汞柱以下；糖尿病合并肾病，血压的控制应在128/75毫米汞柱以下，这样对肾脏的保护作用更好。

对于糖尿病合并高血压的防治，除了药物，仍然是以饮食、运动治疗作为基础。临床应用的降压药共分成六大类，分别为：

一、血管紧张素转换酶抑制剂

其代表药物主要包括卡托普利、贝那普利、陪哚普利、福辛普利等，适合各种高血压，尤其对于早期糖尿病肾病、蛋白尿、心力衰竭、左心室肥大、心肌梗死后高血压效果较好。少数患者服药之后会出现干咳，停药之后症状就会消失，合并肾血管下闸、肾功能不全、高血钾患者要慎重使用此药。

二、血管紧张素Ⅱ受体抗结剂

常见的此类药物包括氯沙坦、缬沙坦、厄贝沙坦等。适应证和禁忌证与血管紧张素转化酶抑制剂相同。该类药物的降血糖功效平稳，副作用少，不会引发干咳，对于不能耐受血管紧张素转换酶抑制剂的患者来说，血管紧张素Ⅱ受体抗结剂是非常好的。

三、利尿剂

此药品降压作用平和，适合轻、中度高血压患者，常用药包括氢氯噻嗪、呋塞米、螺内酯、吲达帕胺等，此类药物服用剂量小时毒副作用小，如果长期大量使用会降低血钾和血糖，而血脂和血尿酸值会提高，所以通常不作为糖尿病高血压患者的常用药。但此类药物中的吲达帕胺却不同，目前认为此药为兼有利尿和钙拮抗作用的药物，对于糖代谢、脂代谢都没有显著的不利影响，主要通过胆汁排泄，适合肾衰竭患者服用，可作为糖尿病合并高血压患者服用的一线药物。

四、钙离子抗结剂

适合中、重度高血压和老年收缩期高血压，通常不主张选择短效制剂，如硝苯地平，最好使用缓释剂或长效制剂，如硝苯地平缓释片、非洛地平等。

五、α-受体阻滞剂

长期服用α-受体阻滞剂能够改善代谢，提高高密度脂蛋白，对于糖代谢不会产生影响，同时还可减轻前列腺增生患者出现的排尿困难，因此适合伴随着前列腺增生的糖尿病性高血压患者。但是此药容易引发体位性低血压，因此老年患者要慎用此药。

六、β-受体阻滞剂

此类药物的降压功效缓和，适合轻、中度高血压患者服用。其代表药物包括普萘洛尔、美托洛尔、阿替洛尔等，由于此类药物会引发血脂异常，增强胰岛素抵抗，进而掩盖低血糖早期症状，延缓血糖恢复，使得已经出现周围血管病的患者出现血管病变或加重间歇跛行，因此此类药物通常不作为糖尿病合并高血压患者的首选药物，而仅仅用于心率较快，并且伴随着冠心病或心绞痛的糖尿病性高血压患者。

糖尿病和高血压都会导致肾脏损害，所以糖尿病合并高血压患者应当在选择治疗药物的时候，对肾脏予以重视和保护。下面就来介绍一下病情个体化是如何用药的。

一、糖尿病伴随单纯收缩期高血压患者

此类患者可以先服用小剂量的利尿剂或联合使用利尿剂、血管紧张素转换酶和钙离子抗结剂。如果高血压继续存在，那么就要选择α-受体阻滞剂，能够增加疗效。

二、糖尿病自主神经功能紊乱引发的高血压

对于此类高血压患者，可以先选择血管紧张转换酶抑制剂、血管紧张素Ⅱ受体抗结剂、钙离子拮抗剂；症状较重的患者可以与β-受体阻滞剂、利尿剂配合使用；α-受体阻滞剂应慎重使用。

三、糖尿病高血压伴随心率快、心绞痛

此类患者应当首先选择β-受体阻滞剂；心绞痛发作频繁的患者可以

选择钙离子拮抗剂，利于降低冠心病、心血管事件的发生。也可以选择血管紧张素转换酶抑制剂、血管紧张素Ⅱ受体拮抗剂和α-受体阻滞剂。

四、伴随着严重的高血糖、血脂异常的高血压患者

此类患者可以选择血管紧张素转换酶抑制剂、血管紧张素Ⅱ受体抗结剂、钙离子抗结剂、α-受体阻滞剂；慎重使用β-受体阻滞剂、利尿剂。

五、血压波动较大的糖尿病患者

此类患者应当尽量选择使用每天一次的长效制剂，既能够减轻血压波动，又利于提高长期治疗的依从性。

六、伴有周围血管病的高血压患者

此类患者可以选择血管紧张素转换酶抑制剂、血管紧张素Ⅱ受体抗结剂、钙离子抗结剂和α-受体阻滞剂；慎重使用β-受体阻滞剂。

对于糖尿病合并高血压的患者来说，控制血压的重要性和控制血糖的重要性是同等的，对于已经出现了糖尿病肾病或糖尿病眼病的患者来说，血压的控制为保护肾脏和眼睛的关键措施，治疗的过程中应当在改善生活方式的基础上结合患者自身情况治疗，个体化用药，坚持不懈，以保证长期控制血压。

糖尿病合并高血脂及其治疗

糖尿病患者不要认为控制好血糖就可以万事大吉了，想要真正地控制住糖尿病病情，除了要控制血糖、血压，还要纠正血脂。

糖尿病合并高血脂也是比较常见的，约占Ⅱ型糖尿病患者的

50%～60%，其发生概率为非糖尿病患者的2～3倍。血脂异常不但会促使动脉粥样硬化的发生、发展，增大血管并发症的发生概率，还会促进胰岛β细胞受损，所以纠正血脂异常为控制糖尿病及其并发症的重要环节。

糖尿病合并血脂异常的主要特点为对于心血管具有非常好的保护作用的高密度脂蛋白胆固醇含量下降，导致动脉粥样硬化的脂质，如胆固醇、低密度脂蛋白胆固醇、甘油三酯等明显上升，它们会构成危险因素，促进动脉粥样硬化、高血压、心脑血管病的发生。

糖尿病患者血脂异常还可能是由其他病因引发，诊断、治疗的过程应当高度重视，导致血脂异常的常见疾病包括甲状腺功能衰退、肾病综合征、慢性肾衰竭、药物因素等，严重血脂异常的患者很可能合并家族遗传性脂代谢疾病。

那么血脂异常究竟会对糖尿病患者产生哪些负面影响呢？

1. 增加心血管并发症发生概率。血脂异常会促进动脉粥样硬化，进而增加心血管疾病发病概率。据统计，糖尿病患者罹患心血管病的危险性为非糖尿病患者的2～4倍，约75%～80%的Ⅱ型糖尿病患者最后死于心血管疾病，所以有效控制糖尿病心血管并发症能够在很大程度上改善患者的预后。

2. 诱发或加重糖尿病。血脂异常，尤其是游离脂肪酸、甘油三酯升高，都会增加胰岛素抵抗，对胰岛β细胞产生损害，即我们常说的"脂毒性"。糖尿病患者的血脂控制指标为总胆固醇低于4.5摩尔每升；高密度脂蛋白胆固醇高于1.0摩尔每升；甘油三酯低于1.5摩尔每升；低密度脂蛋白胆固醇低于2.5摩尔每升。与指标值不符，则为血脂控制异常，要及时纠正。

那么糖尿病合并血脂异常应该如何治疗呢？

一、控制血糖

Ⅰ型糖尿病患者通过胰岛素严格控制血糖后，基本能够纠正血糖异常，血糖尚未控制满意的时候，不要急着使用调脂药物；Ⅱ型糖尿病患者在高血糖得到有效控制之后，也可以降低甘油三酯和低密度脂蛋白，但高密度脂蛋白很难恢复到理想水平。

二、非药物治疗

通过膳食疗法、运动疗法能够很好地平稳血糖、血压和血脂。限制膳食中脂肪、热量的摄入，戒烟限酒，提高膳食纤维食物的摄入量，坚持做适宜的运动，能够减轻体重、纠正血脂异常。

三、调脂药物治疗

通过饮食疗法、运动疗法、降糖药物治疗之后，如果血脂异常仍然没有被纠正，就要适当服用调脂药物了。目前，临床上常见的调脂药物为贝特类和他汀类，甘油三酯升高为主的患者应当选择贝特类药物，如非诺贝特、吉非贝齐等；胆固醇升高为主的患者应当选择他汀类药物，如氟伐他汀、辛伐他汀等，但是要注意，贝特类和他汀类不能联合应用，容易引发肌炎等副作用。

其他种类降脂药物，如胆酸螯合剂、烟酸类，胆酸螯合剂主要用来降低胆固醇，而烟酸类既能够降低胆固醇又可以降低甘油三酯，但其主要功效为降低甘油三酯。

中药里面的首乌、山楂、决明子、灵芝等也具有一定的降脂功效。

糖尿病合并痛风及其防治

痛风是常见的代谢性疾病，和糖尿病一样，也是一种终生性疾病，急性痛风反复发作后会转变成慢性，同时导致严重的关节损害和慢性肾衰竭。

痛风的诱因为嘌呤代谢异常，尿酸生成增多或排泄减少，引发尿酸浓度上升。尿酸盐结晶沉积在皮下、骨关节周围或肾脏等处，会诱发关节和肾脏急性或慢性损害，导致痛风性关节炎、痛风性肾病。

痛风也属于"富贵病"的范畴。随着人们生活水平的提高，痛风已经开始在寻常百姓家出现。很多Ⅱ型糖尿病患者，尤其是体型肥胖的，通常并发高血糖、高血压、高血脂、高尿酸等代谢异常，临床上将其称为代谢综合征。这些人痛风发作的概率要远远高于普通人，那么糖尿病合并痛风如何防治呢？

一、饮食预防

糖尿病痛风患者应当忌食富含嘌呤的食物，多吃些嘌呤含量较低的碱性食物，如瓜果、蔬菜等，饮食清淡，尽量低脂低糖，多喝水，忌酒，利于体内尿酸的排泄。

痛风患者最好少吃火锅，我们都知道，痛风为嘌呤代谢紊乱导致的血尿酸增高引发，人体中尿酸的主要来源为食物，海鲜、动物内脏、蘑菇、啤酒等嘌呤含量很高，过多摄入容易引发痛风。

牛肉、羊肉、鱼丸、猪脑、鲜虾等火锅原料深受大众欢迎，但是这些食物嘌呤、脂肪的含量很高，经常食用容易引发或加重痛风，所以，糖尿病合并痛风的患者最好避免吃富含嘌呤的食物，多吃些油菜、大白菜、萝卜等。

二、呵护足部

足部为痛风好发的部位，要注意特别呵护，鞋子大小要适宜，防止磨破皮肤，老年患者不管是夜间还是白天，都要穿长裤和袜子，防止足部受凉，夏天尽量不要在室温过低的空调屋停留。

三、长期服药

和糖尿病一样，痛风为终身性疾病，只能控制不能根治，所以患者在进行食疗的同时还要配合药物治疗，定期化验尿酸，保证血尿酸控制在正常范围内，防止痛风反复发作。急性痛风发作后容易转化成慢性痛风，导致严重关节损害和慢性肾衰竭。

糖尿病合并痛风急性发作期可选择秋水仙碱治疗，它是痛风性关节炎急性发作的特效药，可以迅速缓解关节疼痛等自觉症状，剧痛缓解或消失时即可停药。但是要注意，秋水仙碱每日摄入量不能超过 6 毫克，否则可能会导致中毒。疼痛不严重的患者可以选择双氯芬酸、吲哚美辛等非甾体抗炎药，上述两类药效果都不是很好或者有禁忌证时可选择糖皮质激素。

糖尿病合并痛风发作间歇期和慢性期可选择降低血尿酸的药物：抑制尿酸生成的药物。如嘌醇，能够和促尿酸排泄药合用，也可单独使用；促进尿酸排泄的药物，如丙磺舒、立加利仙，可阻止肾小管对尿酸重吸收，增加尿酸排泄，适合肾功能尚好、尿酸排泄量较低的痛风患者；碱化尿液药物，如小苏打，排尿酸药物治疗过程要口服小苏打碱化尿液，提高尿酸溶解度，促进尿酸排出，防止结晶沉积对肾脏造成损害。

糖尿病合并脂肪肝及其治疗

脂肪肝为糖尿病常见的并发症之一，其发生概率占糖尿病患者的 50% 左右。良好的血糖控制利于肝内脂肪浸润消退，合并脂肪肝的糖尿病患者要选择既可以改善胰岛素抵抗、又可以降低或保持体重的降糖药物，若是患者体内转氨酶超过正常值上线的 3 倍，要及时选择胰岛素治疗。

糖尿病患者体内的胰岛素不足，就会导致脂肪分解代谢加速，血液中的脂肪酸含量会上升，大量脂肪酸被肝脏吸收，以脂肪的形式堆积在肝脏里面，形成脂肪肝。

除此之外，脂肪肝还和高热量、高脂肪饮食，肥胖等因素有关。治疗的过程中，除了要严格控制血糖，还应及时调整自己的生活方式，控制体重。

糖尿病合并脂肪肝患者要严格限制热量摄入，尽量维持低糖、低脂肪、高蛋白、高维生素饮食，若总热量足够，但是蛋白质摄入不足，会促进脂肪肝的形成。除此之外，还要增加运动量，必要的时候可以使用适当的减肥药物，比如脂肪酶抑制剂奥利司他，能够有效控制体重、缩小腰围。

控制好血糖对于脂肪肝浸润消退是非常有帮助的，选择降糖药物的时候，选择不当很容易导致体重上升，如磺脲类药物。有报道说，二甲双胍不但能够帮助患者减肥，还可以让已经形成的脂肪肝逆转，患者肝功能异常，转氨酶就会超过正常值上线的3倍，此时应当及时选择胰岛素来控制糖尿病病情，以免加重肝脏负担，对肝脏产生巨大伤害。

对于已经出现肝功能损害的患者来说，可加用维生素E、多烯磷脂酰胆碱等保肝药物，能够促进肝脏的康复，不能使用联苯双酯、垂盆草冲剂等降酶药物。

糖尿病合并脂肪肝患者通常还合并高甘油三酯症，但是对于脂肪肝患者是否要应用降脂药物这一疑问尚存争议，因为降脂药物对于血脂调节主要通过肝脏进行，只有肝脏正常时，降脂药物才可充分发挥出其作用。

但是，对于脂肪肝患者来说，降脂药物的作用会由于肝细胞的受损而降低，对肝脏的副作用反而更加明显，使得肝细胞里面的脂肪严重堆积，引发肝脏肿大、肝功能受损、血清转氨酶上升，部分患者甚至会出现黄疸。

最后，提醒糖尿病合并脂肪肝患者一定要戒酒，因为即使是健康人，长期大量饮酒都会大大增加脂肪肝的患病概率，糖尿病患者更应提高警惕，杜绝酒精。

糖尿病合并心脏病及其治疗

糖尿病性心脏病为常见的心脏病并发症之一，其发病率高、病情隐匿、症状不典型、病变严重、预后差。大体可以分成糖尿病性冠心病、糖尿病性心肌病、糖尿病性心脏自主神经病变等几种临床类型，其中糖尿病性冠心病发病率最高，应予以高度重视。

先分别介绍一下常见的糖尿病合并心脏病的类型及特点：

一、糖尿病性冠心病

该病起病早、发病率高。据统计，糖尿病人患冠心病的年龄要比非糖尿病患者提前

5年左右，糖尿病冠心病的发病率比非糖尿病患者高2～4倍。

很多糖尿病患者的心电图显示出明显的心肌缺血，但是患者却没有心前区疼痛症状，这种无症状心肌缺血在糖尿病患者中非常常见，很可能和糖尿病患者感觉神经受损有关。

糖尿病合并冠心病的患者通常多支冠状动脉受累，并且血管非常狭窄，病情进展速度快，其心肌梗死再发率和死亡率都比较高，预后要比非糖尿病冠心病患者差。

二、糖尿病性心肌病

糖尿病性心肌病属于糖尿病特异性病变，早期患者在静息状态时没有明显症状，劳累之后会出现胸闷、气短、心悸等症，75%的患者会出现不同程度左心功能不全，后期患者自觉症状和心功能不全会加重，主要表现为胸闷、呼吸困难、不能平卧，进行心电图检测的时候通常是正常或存在

非特异性 ST-T 改变，冠状动脉造影为阴性。

三、糖尿病性心脏病自主神经病变

患者在休息的状态心率常常会达到 90 次/分钟以上，甚至 130 次/分钟，不容易受条件反射影响。由卧位起立的时候，收缩压会下降 30 毫米汞柱以上，舒张压会下降 20 毫米汞柱以上。心脏自主神经病变的糖尿病患者在出现急性心肌梗死时没有疼痛感或有轻微疼痛感，仅仅出现恶心、心律失常、心力衰竭、休克等，非常容易漏诊或误诊。

糖尿病性心脏自主神经病变容易导致猝死，发病时无任何诱因，或是由感染、手术、麻醉等应激因素而起，临床上表现为心率严重紊乱或心源性休克、昏迷。

那么如何治疗糖尿病性心脏病呢？

1. 良好的生活方式。良好的生活方式对于糖尿病患者病情的控制和改善是非常必需的，同时能够有效预防心血管并发症的发生、发展。

日常注意调整饮食，尽量保持低盐低脂饮食，增加不饱和脂肪酸的摄入量，降低饱和脂肪酸、高胆固醇食物的摄入。

坚持体育锻炼，按计划逐步增加活动量，既能够改善耐糖量、脂肪代谢紊乱，也能够改善心功能。

日常还要控制体重，保持心理平和，起居生活要规律，戒烟限酒。

2. 从糖尿病治起。肥胖和胰岛素抵抗为糖尿病、冠心病共同的致病因素，所以既能够减肥又能够改善胰岛素的降糖药二甲双胍非常适合糖尿病合并冠心病患者服用。此外，研究证明，α-葡萄糖苷酶抑制剂对心脏有一定的保护作用，能够降低心肌梗死的发病概率，并且适合冠心病糖尿病患者服用。当然了，胰岛素也是很好的选择。

对于糖尿病合并冠心病的患者来说，低血糖是非常危险的，因为低血糖会兴奋交感神经，导致心跳加快、血压升高、心肌耗氧量增大，引发心绞痛，甚至会诱发心肌梗死。因此，合并冠心病的糖尿病患者要尽量避免选择降糖功效较强的药物和持续时间较长的药物，应当选择药性温和的药物，如 α-葡萄糖苷酶抑制剂。

合并冠心病的糖尿病患者在选择降糖药物的时候应当注意，尽量避免选择可能会对心脏产生影响的药物，如罗格列酮类药物会加重某些患者水肿，因此心力衰竭的患者禁止使用。

3. 控制高血压、血脂异常、肥胖等心血管病危险因素。最好能将血压控制在 130/80 毫米汞柱以下，降压药物以血管紧张素转换酶抑制剂、血管紧张素 II 受体拮抗剂，它们对糖代谢、脂代谢都不会产生不良影响，并且能够保护生长。此外，长效钙离子抗结剂也是比较好的选择。β 受体阻滞剂对糖尿病患者来说要慎重选择，因为它会增加胰岛素抵抗、掩盖、延长低血糖反应。

和冠心病患者一样，糖尿病患者应当严格控制血脂，通过饮食、运动、降脂药物的配合达到治疗的目的。低密度脂蛋白胆固醇较高的患者可以选择他汀类降脂药物。

阿司匹林能够抑制血小板凝集，是糖尿病患者心脑血管事件一级预防、二级预防的常规药物，其常规使用剂量为 75～150 毫克／日。

4. 针对心血管具体病情采取对应治疗。对于心动过速的患者来说，可以口服美托洛尔、普萘洛尔；心肌缺血患者，可以采用扩张冠状动脉、活血化瘀等药物；急性心肌梗死患者，服用早期溶栓、抗凝剂；并发心力衰竭患者，服用强心、利尿、扩血管药物。

糖尿病足及其综合治疗法

糖尿病足指的是在神经病变和血管病变的基础上合并感染引发的足部疾病。神经病变会导致足部感觉迟钝或丧失，受到外界伤害的时候会因不能感知而受伤，血管病变会导致肢端组织缺血、坏死，丧失再生能力；感染会导致局部进一步恶化，病情很难被控制。糖尿病足溃疡和坏疽为糖尿病患者致残、致死的原因之一。糖尿病患者截肢概率为非糖尿病患者的15倍，糖尿病足为非外伤截肢的主要原因。临床上将糖尿病足按照病情的轻重分成了六级。

一、0级

也称坏疽前期。处在这个时期的糖尿病患者的足部并没有出现破损，但是存在诱发糖尿病足的风险。比如，腿脚发凉、怕冷等缺血表现；肢端麻木、感觉神经衰退等神经损害；出现鸡眼、脚垫、畸形足等。通常认为0级为高危足期，处理不当，容易出现坏疽。比如，有些患者认为脚垫不是什么大病，用小刀把它们刮掉就可以了，结果导致化脓性感染甚至坏疽。

二、1级

也称坏疽初期。处在这个时期的患者足部皮肤会出现小水疱或浅表溃疡，但是病灶未感染。由于溃烂尚未波及深部组织，及早发现、处理病灶就能够迅速痊愈，处理不当，病灶就会蔓延扩大，甚至有截肢风险。很多患者认为皮肤上起个小水疱直接挑开就成了，结果引发化脓性感染，蔓延发展为严重坏疽。出现上述情况时，应当及时到医院求助医生。

三、2级

也称轻度坏疽期。处在这个时期时，溃疡会深达组织，合并软组织感染，分泌和渗出物较多，但是并不会侵及骨头，也不会形成脓肿。处在此时期的患者应当卧床休息，防止足部负重过大，局部应当定时清洗、换药，保持伤口清洁、引流通畅；处理的过程中不能挤压排脓，防止感染扩散。除了要控制血糖，还应加强抗感染，改善血液循环，防止溃疡蔓延扩大，通过积极治疗病情会好转，坏疽也能够被迅速治愈。

四、3级

也称中度坏疽期。溃疡进一步加深，肌腱韧带和骨组织被破坏，通常形成多处脓肿，产生大量分泌物和坏死组织。处在这个阶段的患者要及时住院治疗，卧床休息，行走和站立都要受限制，以降低足部负担。除了局部清创换药、切开引流，还要控制好血糖，选择敏感抗生素进行抗感染，以改善血液循环、微循环，增强全身营养，积极努力治疗方可痊愈。

五、4级

也称重度坏疽期。重度感染已经导致严重骨质破坏、骨髓炎和骨关节病变，或形成假关节，部分脚趾出现湿性严重坏疽，病情较重，会伴随发热、全身不适等，处理得当能够保住大部分的足部，不会对生活质量造成巨大影响。

六、5级

也称极重度坏疽期。处在这个时期的患者足部大面积坏疽，常常会波及踝关节，单纯内科治疗很难起效，不得已的情况下需要截足保腿，甚至截腿保命。当然了，及时救治还是最主要的，以免延误最佳治疗时机而截肢。

介绍完糖尿病足的分级，想必糖尿病患者对于糖尿病足引发的严重后果有所认识了，再来为糖尿病足患者介绍一下糖尿病足的综合治疗法。

一、基础治疗法

1. 严格控制血糖、血脂、血压。良好的血糖控制为治疗糖尿病足的基础和关键，对于Ⅰ型糖尿病患者来说，一定要选择胰岛素强化治疗；对于Ⅱ型糖尿病患者来说，应当尽早采用胰岛素控制血糖。胰岛素不但能够降血糖，还可以促进蛋白质合成，利于溃疡合成、感染的控制。合理选择降压药、调脂药，尽量将血液、血脂控制在理想范围内，为糖尿病足的治疗打好基础。

2. 改善周围神经病变。改善感觉神经传导速度药物，如肌醇；神经营养药物，如生长因子；缓解神经病变疼痛药物，如阿米替林；抗氧化及自由基清除剂，如维生素C、维生素E等。

3. 抗感染治疗。糖尿病足合并患者一定要积极采取抗感染措施，糖尿病足感染的致病菌通常是革兰氏阳性菌，可以选择青霉素类、头孢菌素类、克林霉素等。克林霉素能够进入组织，在未经过敏试验时优先选择。合并厌氧菌感染，可联合使用甲硝唑或替硝唑，深部组织感染、感染严重或合并骨髓炎的患者要联合用药，静脉给药。

4. 改善下肢血液循环。糖尿病足主要病理基础之一为血管病变，因此，改善血液循环是非常重要的。可以选择静脉输注活血化瘀、扩张血管药物，如丹参、血塞通、肝素、降纤酶等，静脉滴注通常两周是一个疗程，也可以根据病情适当延长用药时间，口服阿司匹林、双嘧达莫和藻酸双酯钠等，可以根据病情选择一种或多种药物联合。对于肢体水肿严重的患者来说，局部营养会受到影响，导致溃疡愈合缓慢，可以抬高患肢，改善静脉回流，减轻组织水肿，水肿明显的患者可以选择利尿剂。

二、局部治疗法

1. 浅表性溃疡。此类患者可以选择生理盐水清洗创面，之后使用短效胰岛素加庆大霉素湿敷，无菌敷料包扎，根据病情每天或隔天换药。

2. 组织坏死及脓腔窦道大溃疡。此类患者需要剪去坏死组织，切开引流排脓，分别用过氧化氢和生理盐水彻底清洗创面，之后用胰岛素加抗生素纱布填充窦道，最后用无菌敷料包扎，定期换药。创面长出新肉芽后，可外用生肌膏，其主要成分为龟板、当归、石膏、黄蜡、生地等，具有活血通络、消肿止痛、排脓消炎、去腐生肌等功效。配合静脉滴注川芎嗪注射液，能够将其活血化瘀、扩张血管、降低血黏度、改善血液循环等功效发挥出来，改善病变部位代谢，增加营养，以达到愈合溃疡的目的。

如何预防糖尿病足截肢

虽然糖尿病患者容易合并糖尿病足，但是糖尿病足完全可以被预防。只要严格控制血糖、血脂、血黏度，改善下肢循环，做好日常足部护理就可以了。控制血糖、血脂、血黏度、改善下肢循环等预防方法在前面已有介绍，此节主要介绍糖尿病患者的足部护理，将此四点结合在一起，就能够让糖尿病患者远离糖尿病足，进而预防糖尿病足截肢。

一、勤洗脚，保持足部卫生

糖尿病患者应当每天用温水洗脚，洗脚以前要先试水温，水温达到40℃左右即可，因为水温太热容易烫伤皮肤，太凉不利于血液循环。泡脚时间不能过长，10分钟左右即可，洗过脚后要用柔软、吸水性好的干毛巾擦脚，因为毛巾质地粗糙或用力太大容易对足部造成不易察觉的伤害。

二、每天对足部进行检查

每天仔细检查双脚，尤其注意脚趾缝间，一定要借助放大镜或在家人的帮助下检查，看看是否有老茧、鸡眼等，如果出现局部红肿、水泡、磨破、甲沟炎等，要及时到医院进行救治。足部出现感染、溃疡时，要及时住院治疗。

三、保持足部肌肤的润滑

糖尿病患者由于自主神经病变,排汗量少,足部皮肤(尤其是足跟部)容易皲裂,会进一步恶化成溃疡,引发感染。每天涂抹羊脂或植物油类润肤霜,轻轻地按摩皮肤。如果是汗脚,排汗量过大容易导致真菌感染,可以选择医用酒精擦拭趾缝,洗脚的时候可在水中添加少量醋液,因为真菌在酸性环境中不宜生长。

四、定期修剪趾甲

趾甲过长容易折断,伤害甲周组织,剪趾甲的方法不当也会伤害甲周组织引发感染,修剪趾甲要在洗脚后进行,这时趾甲已经泡软,能够防止趾甲劈裂。使用趾甲刀要横向直剪,不能斜剪,防止伤害甲沟。不能将脚趾甲剪得过短,防止损伤甲沟,诱发感染。通常剪刀和趾甲尖同一水平就可以了。因为糖尿病患者感觉神经衰退,修剪趾甲以前要先检查剪刀两刃间有没有夹住皮肤,如果剪指甲伤害到了皮肤,要立刻到医院处理。

五、修剪老茧、鸡眼

皮肤受反复摩擦、压迫的地方会出现浅表局部性角化过度,即我们平时说的"老茧",它是诱发足部溃疡的祸根,应当及早清除。老茧的修除应当在医生指导下进行,防止伤害健康组织,修剪老茧前要先用温水泡脚至其软化,之后用木砂纸磨掉角化层,不能用锐器削割。修除老茧是个循序渐进的过程,每次修除之后都要在表面涂些润滑剂。鸡眼要请专门的医生治疗,患者不能自行使用鸡眼膏或腐蚀性药物,防止诱发皮肤溃疡,更不能使用所谓的"偏方"。在修除老茧、鸡眼的过程中,应当保持无菌操作,如果过程中患处出现疼痛或出血,要立即到医院进行处理。

六、选择舒适的鞋袜

糖尿病患者应当选择透气性和吸水性比较好的袜子,以羊毛、纯棉制品为宜。袜子要合脚,不能太紧,防止影响足部血液循环,并且袜子要勤换洗。

鞋子要选择宽松、透气、合脚的,以真皮、棉质布鞋为宜,尽量不要穿凉鞋、塑料鞋、高跟鞋等。足部畸形的患者最好穿特别定制的鞋子，防止挤压畸形处；鞋帮、鞋垫要松软，鞋底要厚；患者买鞋的时间最好在下午，因为此时脚的大小适中，严重脚肿的患者不宜在此时买鞋。穿新鞋需要一个适应的过程，第一天穿新鞋的时间不能超过半小时，应当注意穿新鞋后足部肌肤是否出现红、肿、水泡等，没有不适可每天增加1小时。

七、注意变化体位，促进下肢血液循环

双腿交叉而坐的时间不能过长，防止压迫下肢血管，阻碍下肢血液循环。经常提高下肢，进行足部按摩，可促进静脉回流和局部血液循环。对于长期卧床的糖尿病患者来说，足后跟长期和床接触受压会导致血液循环障碍，引发溃疡，要注意变换足部位置，可加用柔软足垫保护。为了改善下肢血液循环，每天适当增加步行运动、腿部活动，但是不能太疲劳，防止外伤。

八、预防外伤、冻伤和烫伤

糖尿病患者的感觉神经出现病变，当足部受创伤时甚至不能感觉到，因此严禁赤脚走路，室内或地毯上行走时要穿鞋。避免穿凉鞋，因为凉鞋不能保护脚部，每次穿鞋的时候都要检查鞋里有没有沙砾、异物、凸起，禁止使用热水袋、电热毯、火炉等为足部取暖，防止由于感觉迟钝被烫伤。还要预防冻伤，多穿双袜子，睡觉时冻脚可以穿护脚套。

九、戒烟

吸烟会使得血管收缩，引发下肢血流量降低。吸烟的糖尿病患者下肢血管病变的危险是非吸烟者的2倍，所以糖尿病患者一定要戒烟。

糖尿病眼病及其预防

糖尿病的并发症很多，而糖尿病眼病就是众多并发症中的一种。初期糖尿病眼病没有显著症状，患者很难察觉。随着病情越来越严重，患者的眼部症状也会跟着加重，血糖控制不理想，同时伴随血脂异常、高血压等症，病情的进展会更迅速。糖尿病患者常见的眼部疾病包括眼底病变、白内障、屈光异常、眼肌麻痹等，所以出现糖尿病眼病时要及时治疗。

糖尿病患者并发眼病时眼睛中会出现棉絮状白斑，也称作软性渗出，是由于视网膜神经纤维层局限性、缺血性坏死等慢慢被胶质组织代替形成的棉絮状白斑，主要为灰白色、乳脂色。硬性渗出斑也是糖尿病眼病症状，患者表现为视网膜边界清楚的白色、黄白色斑点，大小与微血管瘤或小点状出血类似，为水肿后神经组织分解产生出的脂质堆积。

糖尿病眼病症状还会诱发视网膜血斑，它会和视网膜血管瘤并存或前后发生，多出现在视网膜血管下，呈现出圆点状暗红斑，糖尿病眼病严重的时候会伴随浅层条状或火焰状出血斑。视网膜动脉改变为晚期糖尿病患者眼部症状，患者会出现动脉小分支白线状，并且白线非常细、色淡，经常会被其周围新生血管掩盖，末梢小动脉的改变很可能为糖尿病特异性动脉改变。

糖尿病眼病是完全可以预防的，主要预防措施包括以下方面。

一、养成良好的生活习惯、戒除不良嗜好

糖尿病患者一定要戒烟，清淡饮食，少吃或不吃辛辣、刺激、高脂肪食物，适当锻炼，但要避免剧烈运动，脑力劳动者更要保护好自己的眼

睛，尽量不要长时间阅读、使用电脑，避免导致视觉疲劳而加速糖尿病视网膜病变。此外，糖尿病患者和家属应当对糖尿病和糖尿病并发症加强重视，做好糖尿病眼病的预防工作。

二、控制血压

血压、血糖、血脂的控制对于糖尿病眼病的预防非常重要。可能短时间内血压不会对视网膜产生影响，但是时间一长，很可能会诱发糖尿病视网膜病变，严重者还可能出现失明。

三、控制血糖

严格控制血糖为防止糖尿病眼病的基本，绝大多数血糖控制不好的糖尿病患者在 20 年之后会出现视网膜病变，血糖控制良好的患者出现视网膜病变的概率却非常小。

四、定期检查

糖尿病患者一旦出现视网膜病变便不可治疗，所以预防就显得非常重要，糖尿病患者一定要定期检查视力和眼底，以预防糖尿病眼病的发生。

糖尿病肾病及其防治

通过之前的介绍，我们也能看出，糖尿病本身并不可怕，可怕的是它会诱发多种并发症，处理不当还可能诱发死亡，处理得好又会消失得不留痕迹。

糖尿病引发的慢性并发症较隐蔽，早期症状不明显，容易被患者忽视，而症状到了晚期处理起来是非常困难的，甚至会让很多患者觉得束手无策。糖尿病肾病就是这样的慢性并发症。

糖尿病肾病是糖尿病慢性并发症中最严重的微血管并发症，研究表明，肾病导致肾衰竭的患者比非糖尿病患者高17倍，糖尿病肾病为导致糖尿病患者死亡的主要原因之一。在我国，糖尿病肾病患者占1/3以上，肾功能不全占6.6%，其中，已经严重到尿毒症阶段的有1.2%，可见糖尿病肾病患者并不在少数。

肾脏最基本的功能单位是肾单位，每个人都有大约100万个肾单位，肾单位的组成为肾小球、肾球囊、肾小管，肾小球之间为系膜区，糖尿病肾病的主要病理变化为肾小球硬化、肾小球动脉玻璃样变、基底膜增厚、肾球间的系膜区扩张。Ⅰ型糖尿病肾病损害可分成5期，大概每5年进展一期。Ⅱ型糖尿病肾损害和Ⅰ型糖尿病肾病损害过程相似，但是Ⅱ型糖尿病肾损害比Ⅰ型糖尿病快，大概每三四年就会进展一期，这很可能和Ⅱ型糖尿病多发生在中、老年身上，肾脏已经出现了退行性病变，并且大都伴随高血压、高血脂等有关。

下面就来介绍一下糖尿病肾病的分期：

Ⅰ期，即肾小球高滤过期。此时代偿性肾小球滤过升高、肾脏体积增大，血压正常，肾脏没有病理改变。如果可以及时纠正血糖，该病完全能被逆转。

Ⅱ期，即无临床表现的肾小球损害期。临床上表现为间断性微量白蛋白尿，休息的时候尿白蛋白排泄率正常（低于20微克/分钟或低于30毫克/24小时），运动过后，尿白蛋白排泄率会间歇性升高。这个时期的尿常规化验蛋白仍然呈现阴性，肾小球过滤比之前下降，血压正常。虽然这个时期患者没有出现异常感觉，通过普通检查也不存在阳性，但是病理检查显示肾脏出现了组织学异常改变。

Ⅲ期，即早期糖尿病肾病期。这个时期以持续微量白蛋白尿（20～200毫克/分钟或30～30 030毫克/24小时）为其特点，但尿常规化验蛋白呈阴性，肾小球滤过率基本正常，部分患者血压上升。处在这个阶段的患者应当积极治疗，部分患者有希望恢复。

Ⅳ期，即临床糖尿病肾病期，处在这个阶段的患者临床表现越来越明显，从尿常规化验蛋白阳性发展至肾病综合征（尿蛋白定量不低于3.530克/24小时；血浆蛋白不高于30克每升，水肿，甚至胸水、腹水；血脂异常），肾小球滤过率降低，同时出现高血压。糖尿病肾病患者出现大量蛋白尿，就说明肾功能不能被遏制地迅速恶化着，3~5年进入肾衰竭期。

Ⅴ期，即肾衰竭期，也叫作终末期糖尿病肾病。这个时候，患者会由于肾功能不全，血液肌酐、尿素氮显著上升。根据血肌酐水平，这个时期又可以分成三个阶段计算：血肌酐高于177微摩尔每升为肾功能不全；血肌酐高于442微摩尔每升为肾衰竭；血肌酐高于707微摩尔每升，为终末期肾病或尿毒症。终末期肾病患者通常伴随着明显的高血压、浮肿。

糖尿病肾病如何预防

多数糖尿病患者在发现患有糖尿病肾病的时候，已经属于晚期，治疗只能延缓病情进展，却很难根治疾病，治疗上也没有什么特别有效的药物，以综合治疗为主，早发现、早治疗，尽量延缓微量白蛋白尿向临床糖尿病肾病发展。下面就来介绍一下糖尿病肾病的预防方法。

一、严格控制血糖

研究表明，良好的血糖控制能够降低微量白蛋白尿的发生、发展，使得Ⅰ型糖尿病的发生概率降低50%，Ⅱ型糖尿病肾病的发生概率降低1/3，所以保持血糖的稳定，是预防糖尿病肾病的第一道防线。早期糖尿病患者可以选择糖适平、诺和龙两种主要在肝脏代谢的药物，其代谢产物的95%都会通过胆汁从粪便排泄出去，而通过肾脏的仅占5%，所以不会加重肾脏负担，对肾脏几乎不会产生影响。此外，拜糖平几乎不被肠道吸收，对肾脏无影响，可以选用。双胍类降糖药物由于有引起乳酸性酸中毒的可能性，已经出现大量蛋白尿的临床糖尿病肾病患者要禁用。

二、严格控制血压

高血压为糖尿病肾病加重的重要因素，大量研究证明：严格控制血压能够降低尿白蛋白排泄，延缓肾功能恶化，因此，糖尿病患者一定要控制血压。对于没有蛋白尿的患者来说，血压能够控制在130/80毫米汞柱以下，对于出现微量白蛋白尿或明显肾病的患者来说，血压要控制在125/75毫米汞柱以下。糖尿病肾病患者首选的降压药是血管紧张素转换酶抑制剂。

生活方式对于高血压的治疗也是非常重要的，包括低盐饮食、戒烟限酒、适宜运动、控制体重等。对于Ⅱ型糖尿病患者来说，体重轻度下降对于血压的控制非常有利。

三、调脂治疗

糖尿病患者经常合并血脂异常，血脂异常会诱发心血管疾病，加重肾脏损害，因此要积极治疗。糖尿病患者要及早控制各项血脂指标达标，其中以降低总胆固醇和低密度脂蛋白胆固醇最为重要，调节治疗包括食疗、药疗。饮食上，尽量减少富含胆固醇和饱和脂肪酸的食物摄入；药物用量上，如果以胆固醇增高为主应当选择他汀类药物，如果以甘油三酯升高为主应选择贝特类药物。

四、限制蛋白质摄入

蛋白质摄入过量会导致血液中蛋白质代谢产物增多，对患者不利。糖尿病患者，尤其对于肾功能不全的患者来说，应当严格控制蛋白质的摄入。但是要注意，进行低蛋白饮食的过程中，一定能够要保证足够热量的摄入，防止蛋白质、脂肪分解增加和营养不良。

五、应用胃肠吸附剂

糖尿病患者的肾功能不全时，可以应用胃肠吸附剂，如包醛氧化淀粉

5~10克，每天服用3次，口服；也可以服用尿清颗粒，每次1~2袋，每天3次，口服，利于体内毒素从胃肠排出。

六、改善微循环

糖尿病患者的血黏度通常较高，存在微循环障碍，会影响肾功能，临床上常用双嘧达莫、胰激肽释放酶等药物改善微循环。

七、应用促红细胞生成素

糖尿病肾病患者通常存在肾功能不全，导致不同程度的贫血，此时可以通过促红细胞生成素治疗，如皮下注射1万单位的益奥，每周1次，同时补充铁剂、叶酸。

八、避免肾损害因素

尽量降低造影剂的使用量，如静脉肾盂造影。患者由于各种原因会出现脱水，所以应当尽早补充水分，少用或禁用对肾脏会产生损害的抗生素，如链霉素、庆大霉素等。

九、避免泌尿系统感染

反复发作的感染会加速糖尿病肾病恶化，所以一旦出现感染，就要积极进行抗感染治疗。

十、透析和移植治疗

糖尿病肾病进展到肾衰竭阶段，如果血清肌酐达到530毫米汞柱，肌酐清除率低于15~20毫克/分钟，要及时进行透析治疗。糖尿病肾病患者

进行透析的时间要比其他病因导致的慢性肾衰竭早些，透析较晚，糖尿病患者其他并发症可能已经出现，患者的生活质量和存活率会大大降低。透析分成血液透析、腹膜透析两种，患者可以根据自身情况，在医生指导下选择。

对于终末期的糖尿病肾病患者来说，肾移植或肾－胰腺联合移植为目前最有效的治疗方法。但是，移植并不能从根本上解决糖尿病肾病，因为糖尿病仍旧存在，所以糖尿病患者进行肾脏移植后的效果没有非糖尿病患

者移植后的效果好，为了降低糖尿病并发症对于患者和肾移植的影响，应当早期进行肾移植。

此外，中医药对于肾脏病治疗有其特殊疗效，能够因不同的人辨证施治，可能会收获不错的疗效。

糖尿病神经病变及其特点

很多糖尿病患者都出现过以下现象：身体如同有很多蚂蚁在爬，那种感觉非常难受；双腿就像针扎一般，寝食难安；胃胀难忍，吃些东西就会觉得堵得慌……

实际上，上述表现就是糖尿病神经性并发症的表现，糖尿病神经病变为糖尿病患者最常出现的慢性并发症之一，病程较长的糖尿病一半以上并发此病。至今为止，糖尿病神经病变的发病机制仍然不明确，通常认为长期高血糖为其最基本的病因，长期高血糖会导致神经缺血、缺氧，进而引发神经损害。

糖尿病神经病变会涉及全身各处的神经，以周围神经、自主神经病变最为常见，由于受损神经类型、病变程度不同，临床表现也是不同的。周围神经系统分成感觉神经、运动神经两部分，感觉神经可以感受到环境温度、疼痛、触摸、方位等变化，使得身体可以很好地适应外部环境，具有一定的自我保护能力；运动神经支配着肌肉的收缩和舒张，保证身体完成各种动作。

感觉神经为糖尿病患者受累最多的神经，起病隐匿，患者早期不会出现明显症状，只有在做肌电图检查的时候才会发现其中的异常，会随着病情进展出现以下症状。

（1）感觉异常。如麻木感、蚁行感、针刺感、灼热感等。

（2）感觉减退。如同戴着手套、袜套的感觉，甚至丧失感觉，对冷、热、痛都没有知觉，即使受了伤自己也不知道。由于患者自我保护意识低下，所以非常容易受伤。

（3）感觉过敏。对冷、热、触摸等都非常敏感。

（4）疼痛。有些患者出现自发性疼痛，如同刀割火燎般，夜间疼痛严重，整个人彻夜难眠，非常痛苦。

上述症状多发生在四肢，下肢症状更明显些，病变部位通常双侧对称，最开始局限在手指或脚趾，之后逐渐向上发展，症状有昼轻夜重的特点。出现神经病变的时候，该神经所支配的肌肉会萎缩，运动过程肌肉无力，甚至瘫痪，如面神经麻痹时会导致面瘫；眼睛神经病变时会眼睑下垂、复视等。

那么糖尿病神经病变都有哪些特点呢？

一、胃肠功能紊乱

支配胃肠的自主神经出现病变时，患者会出现胃蠕动减弱、排空延迟，主要症状为胃部胀满、呃逆、呕吐。并且，肠功能紊乱容易引发顽固性便秘、腹泻或腹泻和便秘交替出现。胃肠功能紊乱会阻碍或加速食物吸收，引发血糖波动。

二、心血管异常

主要表现为心率、血压异常。心脏神经调节反应降低，心率变异下降，表现为心动过速并且相对固定。患者在休息状态下心率会大于100次/分，出现心慌、气短等；运动或深呼吸的时候心率反而不加快，导致运动时供血不足，所以此类患者要限制活动。

心脏自主神经病变容易导致心搏骤停而猝死。此外，糖尿病患者无痛性心肌梗死发生概率较高，通常会延误抢救。支配血管自主神经出现病变之后，有些患者会出现严重体位性低血压，也就是说平卧的时候血压正常，站起来血压却会骤然下降，呈现出低血压状态，此时患者会觉得头晕、心慌、两眼发黑，甚至昏厥，这是因为血管不能及时收缩维持正常血压所致。

三、皮肤出汗异常

支配汗腺的自主神经出现病变之后，有些患者会出现皮肤出汗异常，面部、躯干频频大量出汗，但是环境温度不高。有些患者会在夜间由于突然心慌、出汗而惊醒，类似低血糖，检查过后会发现血糖不低，实际上，上述症状皆为自主神经功能紊乱所致。比如，有些患者一开始是汗脚，随着病程的延长却变成了干脚，此时应当要医院诊治，看看是否出现神经病变。

四、无症状性低血糖

通常情况下，低血糖出现后会立即出现交感神经兴奋，如心动过快、出冷汗，这就说明低血糖即将发作。但是，自主神经受损后，低血糖发作的时候交感神经不会产生兴奋，在没有先兆的情况下出现低血糖昏迷，如果出现在夜间，患者经常会由于抢救不及时而死亡。

五、泌尿生殖系统异常

支配膀胱的自主神经出现病变时，会引起排尿无力、膀胱残余尿量增加、尿潴留等，长期严重尿潴留会诱发合并细菌、真菌感染，严重逆行性感染会危及肾脏，引发肾功能减退出现的尿毒症。男性患者自主神经病变还会导致阳痿等功能障碍；女性患者会出现月经紊乱、阴道干燥、性冷淡等。

糖尿病神经病变的治疗

当糖尿病患者的脚趾、腿部、手、臂膀出现针刺样感觉、灼烧感；对轻微刺激过度敏感；对冷热刺激不敏感；麻木或缺失感觉；手脚肌肉无力；疼痛、痉挛；平衡和协调能力丧失，导致行走困难，这些则说明糖尿病患者可能出现了合并周围神经病变。当糖尿病患者不能感觉到低血糖的发生；长期腹胀、腹泻、便秘；小便困难、尿潴留；站立时容易晕眩、晕厥；休息时心动过快；性生活、性高潮出现障碍；排汗异常；夜间视物模糊，驾驶时表现明显，这些则说明糖尿病患者可能出现了合并性自主神经病变。

了解到糖尿病神经病变的预警信号之后，再来为大家介绍一下糖尿病神经病变的治疗。

一、严格控制血糖

高血糖为糖尿病神经病变的主要因素，所以严格控制血糖为治疗糖尿病神经病变的第一步。等到口服降糖药物不能很好地控制血糖时，应当加用胰岛素。胰岛素不但能够控制血糖，也是很好的神经营养因子，对于疼痛性神经病变有非常好的治疗功效。

二、神经营养药

临床上常用甲级维生素B_{12}，和普通的维生素B_{12}不同，它可以渗入神经细胞中，修复受损神经细胞，显著改善神经病变，最佳的用药方式为先注射，症状缓解后口服。神经生长因子，可以改善周围神经病变引发的肢体疼痛；α-硫辛酸，能够对抗氧化应激，增强周围神经血流，进而保护、修复神经病变；醛糖还原酶抑制剂，可以保护神经功能，改善疼痛，早应用效果较好。

三、扩张血管、改善微循环

引发糖尿病神经病变的另一个重要原因为血管性缺血缺氧，所以扩张血管、疏通微循环能够增加神经细胞血供和氧供，使得受损的神经细胞得以修复、再生，对于神经有很好的保护作用。常见的血管扩张剂有前列腺素 E_1、钙离子抗结剂等，也可以选择具有活血化瘀功效的中药进行静脉注射，如丹参、刺五加、血塞通等，或是用祛风通络、活血通脉的中药进行熏洗。

四、高压氧治疗

能够提高身体组织对胰岛素的敏感性，使得血糖降低，加速神经传导，改善临床症状。每天进行 2 小时左右，每 10 天为 1 疗程。

五、其他

按摩、伸展运动、经皮电刺激等都能够改善神经功能，按摩下肢能够促进局部血液循环，进而改善症状。按摩的力度要轻柔。也可以进行局部穴位按摩，如足三里穴、承山穴、合谷穴、涌泉穴等，每次按摩 15 分钟，每天按摩 1~2 次，能够滋养肝肾、疏通脉络、调畅气血。

上述介绍的是糖尿病神经性病变的一般治疗方法，除此之外，还可以有针对性地对一些特殊症状采取对应的疗法。

一、疼痛患者

常用的镇痛剂包括卡马西平、苯妥英钠、氟奋乃静等，要根据疼痛特点选择。通常情况下，锐痛、闪电样疼痛可选卡马西平，每次服 100~300 毫升，每天服药 3 次；刀割样疼痛，可选择苯妥英钠、卡马西平等；灼烧样疼痛，可选择阿米替林、氟奋乃静、辣椒素等。中药、针灸等也能够帮助患者减轻疼痛，但是麻醉性止痛药容易上瘾，禁止使用。

二、胃张力下降患者

要少食多餐，配合胃动力药物，如甲氧氯普胺片、多潘立酮等。

三、顽固性腹泻患者

可以选择次碳酸铋、洛哌丁胺等止泻药，中药中的附子理中丸效果也不错。

四、膀胱功能障碍患者

可以通过按摩耻骨缓解，每天按摩 3～4 次，症状较重的患者可以选择卡巴胆碱 0.25 克皮下注射。必要时要留置导尿，但是要严格定期消毒、清洗，防止尿路感染。

五、阳痿患者

通过万艾可治疗此类阳痿，剂量为 50～100 毫克，每天的服用量不能超过一次，也可以通过肌肉注射绒毛膜促进性腺激素或睾酮分泌，通过中药补肾方剂也能改善。

妊娠糖尿病及其治疗

妊娠前已经出现糖尿病的患者称作糖尿病合并妊娠；另一种是妊娠前糖代谢正常或潜在糖耐量衰退，妊娠期时出现糖尿病，也叫妊娠期糖尿病（GDM）。糖尿病孕妇里面 80% 以上是妊娠期糖尿病，糖尿病合并妊娠者低于 20%。妊娠期糖尿病患者糖代谢大都会在产后恢复正常，但日后 II 型糖尿病的概率会大增。糖尿病孕妇临床经过复杂，对母亲和胎儿的危害都比较大，一定要提高警惕。

可以根据患者出现糖尿病的年龄、病程、是否存在血管并发症等分级，对于病情严重程度预后的判断有帮助：

A 级：通过控制饮食，空腹血糖低于 5.8 摩尔每升，餐后 2 小时血糖低于 6.7 摩尔每升。

B 级：显性糖尿病，20 岁之后发病，病程低于 10 年。

C 级：发病年龄为 10～19 岁，或病程达 10～19 年。

D 级：10 岁前发病，或病程不低于 20 年，或合并单纯性视网膜病。

F 级：糖尿病性肾病。

R 级：眼底出现增生性视网膜病变或玻璃体积血。

H 级：冠状动脉粥样硬化性心脏病。

T 级：有肾移植史。

那么，妊娠糖尿病如何治疗呢？

一、糖尿病患者是否具有妊娠条件

1. 糖尿病患者在妊娠前要确定糖尿病严重程度，D、F、R 级糖尿病妊娠对母儿危害较大，不宜妊娠。

2. 出现器质性病变，但症状较轻、血糖控制良好的患者，可在积极治疗、密切监护的情况下妊娠。

3. 从怀孕以前就开始在内科医师协助下严格控制血糖值。

二、糖代谢异常孕妇如何治疗

1. 妊娠期血糖控制较好的标准：孕妇没有明显饥饿感，空腹血糖在 3.3～5.6 摩尔每升；餐前半小时血糖在 3.3～5.8 摩尔每升；餐后 2 小时血糖在 4.4～6.7 摩尔每升；夜间血糖在 4.4～6.7 摩尔每升。

2. 饮食的控制非常重要，理想的饮食控制目标为既可以保证、提供妊娠期所需热量和营养，又可以避免餐后高血糖或饥饿酮症的发生，确保胎儿正常生长发育。

3. 饮食治疗如果不能很好地控制糖尿病，最好选择胰岛素治疗。

4. 对于妊娠期出现酮症酸中毒的患者来说，在监测血气、血糖、电解质的同时给予相应治疗，最好应用小剂量胰岛素 0.1 单位／千克体重静滴。每 1～2 小时就要监测一次血糖。血糖高于 13.9 摩尔每升，要将胰岛素加入 0.9% 氯化钠注射液静滴；血糖不高于 13.9 摩尔每升，要将胰岛素加入5%的葡萄糖氯化钠注射液中静滴，酮体转阴之后就可以选择皮下注射。

三、孕期母儿监护

妊娠期糖尿病患者每周都要进行检查，直到怀孕第10周，也就是妊娠中期，每两周进行一次检查，通常到妊娠20周的时候，胰岛素的使用量要逐渐增加，应当及时调整。每月都要进行肾功能和糖化血红蛋白含量的检测，同时做眼底检查。妊娠32周之后可每周检查一次。监测血压、水肿、尿蛋白情况，同时监测胎儿发育、成熟度、胎盘功能等，要及早住院。

四、分娩时机

原则上尽量推迟妊娠终止时间。控制好血糖，孕晚期没有并发症，胎儿宫内发育良好，要等到妊娠38～39周时终止妊娠。血糖控制得不好，伴血管病变、合并重度子痫前期、严重感染、胎儿生长受阻碍、胎儿窘迫，要及早抽取羊水，注射地塞米松，以帮助胎儿肺成熟，胎肺成熟后立即终止妊娠。

五、分娩方式

妊娠合并糖尿病，巨大胎儿、胎盘功能不良、胎位异常、其他产科指征者，最好行剖宫产。对于糖尿病病程大于10年，伴随着视网膜病变、肾功能损害、重度子痫前期、有死胎史者要放宽剖宫产指征。

六、分娩期处理

应当密切注视血糖、尿糖、酮体变化，以便及时调整胰岛素用量，增强胎儿监护。阴道分娩的产妇，临产时情绪紧张、疼痛会导致血糖波动，胰岛素用量很难掌握，应当严格控制产时血糖水平。临产后仍然需要参考糖尿病饮食。通常情况下，产程中要停用皮下注射胰岛素，使用静脉输注0.9%氯化钠注射液配合胰岛素，可依据产程中测定的血糖值调整静脉输液速度。尽量在12小时内结束分娩，产程过长酮症酸中毒、胎儿缺氧、感染的概率会增大。

对于剖宫产的女性来说,手术前一天要停止应用晚餐前精蛋白锌胰岛素,手术当天停止皮下注射胰岛素,通常在早上监测血糖、尿糖、尿酮体。根据空腹血糖水平和每日胰岛素用量,改成小剂量胰岛素持续静脉滴注。手术过后,每2～4小时内进行一次血糖监测,至饮食恢复。

产褥期胎盘排出体外后,体内抗胰岛素物质会大大减少,大部分妊娠期糖尿病患者分娩之后就不再需要胰岛素了,仅有少数患者需要继续使用胰岛素治疗。

新生儿出生的时候,应当及时进行血糖、胰岛素、血红蛋白、胆红素、血细胞比容、钙、磷、镁的测定。特别是孕期血糖控制得不是很好的患者,更应严格监护,防止新生儿出现低血糖,要从哺乳期开始为儿童滴服葡萄糖溶液。

4.按症用药：用科学的方法控制疾病

患者对降糖药使用误区

到目前为止，世界范围内尚未找到根治糖尿病的方法，所以就像开篇时强调的那样，任何一种打着"根治糖尿病"旗号的宣传都是虚假信息，不可盲目轻信。下面就来介绍一下常见的降糖药物使用误区。

一、只信药，不信"非药"

糖尿病的治疗应当是结合药物疗法、食疗、运动疗法于一体的综合疗法，三者缺一不可，临床实践证明，药物治疗应当在饮食治疗、运动治疗的配合下才能够取得良效。饮食关把握不好，想吃什么吃什么，即使降糖药物再好，作用也不会太好。有的患者认为只要坚持服药，多吃些食物也是没关系的，实际上，这种做法对于血糖的控制非常不利，容易增加体重，加重胰岛素抵抗，并且还会提高胰岛负担，加快胰岛 β 细胞功能衰竭。

二、联合使用同类药物

口服降糖药种类繁多，每种药物的作用机制各不相同，可一旦同种机制药物一同使用，不但不会降低血糖，还会大大增加药物副作用。比如二甲双胍不宜和苯乙双胍联用；消渴丸不宜和优降糖联用。

三、认为中药可以根治糖尿病

对于"中药可以根治糖尿病"的宣传千万不能相信。长期高血糖为糖尿病慢性并发症的诱因，但是仅从降糖效果来说，中药远远比不上西药，所以通过中药降糖不是最好的办法。不过，中药的确能够起到一定的辅助治疗糖尿病慢性并发症的作用，所以中西结合的方法是非常不错的选择。

四、频繁换药

通常情况下，药物使用要达到有效剂量和一定时间之后才能将药效充分发挥出来，如胰岛素增效剂要连续服用一个月以上才能够发挥其最佳降糖效果，可很多患者并不了解这一点，认为服药几天不见效果就要换药。应当根据血糖及时调整服药剂量，血糖仍然不降或者控制得不好，可以换成其他药物或联合应用其他药物。

五、用药断断续续

有些糖尿病患者会根据自觉症状消失擅自停药，尤其是Ⅱ型糖尿病患，虽然血糖较高，但口渴、多饮等自觉症状不明显，很多患者就凭借自觉症状估测自己的病情，用药断断续续，不但不利于控制血糖，还容易导致血糖波动，对于患者健康不利。调整药物剂量主要根据血糖情况，其他指标仅作为参考，并且还要注意排除某些偶然因素导致的血糖变化。要注意，每次药物剂量的调整不能过大，防止引起血糖大幅度波动。

六、急于降糖而大量服药

有些患者看到血糖高升不下，于是增大用药剂量或多药联合，结果血糖骤然下降，出现低血糖，甚至低血糖昏迷，因为人体内环境对于血糖的骤然下降是很难短时间完全适应的。并且，用药量过大还会增加药物毒副作用，患者应当根据血糖高低逐渐调整用药剂量。

七、吃药却不复查

这是糖尿病患者的大忌，服用之后必须定期检查血糖，以便了解药物治疗的效果，并且通过检查结果调整药物剂量或更换药物。很多患者不注意定期复查，认为坚持治疗就很安全，一旦出现药物继发性失效，治和没治是一样的。这就是为什么有的患者坚持服药血糖却没降下来。

八、惧怕使用胰岛素

有些患者担心使用胰岛素之后会对其产生依赖性，实际上，每个人都离不开胰岛素，它是我们身体产生出的激素，用于调节人体的糖代谢过程，是否需要补充外源性胰岛素和患者自身胰岛功能之间有着密切关系。

九、血糖达到正常水平后自行停药

有些糖尿病患者在通过正规治疗之后症状消失，血糖也降到了正常值，可这并不是说糖尿病被治愈了。饮食治疗、体育锻炼要持续下去，药物治疗也是不能停止的。除了极少数症状较轻的患者之外，绝大多数患者都应继续通过药物维持治疗，不能自行停药；否则，血糖会再度上升，导致病情恶化，此时再应用同等剂量的药物效果就比较差了，甚至需要多种降糖药物联合治疗，不但会损害身体健康，还会增加医疗费用，得不偿失。

十、过分担心药物副作用

有些患者太过担心"是药三分毒"了，担心长期服用降糖药物会对肝肾造成伤害，拒绝用药。实际上，严格掌握药物适应证，在规定范围内用药是比较安全的。副作用仅仅出现在个别患者中，通常停药后症状就会消失，不会给患者带来严重影响。不能因为药物存在副作用而不用药，长期高血糖和药物副作用相比，前者的后果更严重。药物经过肝脏代谢后会失活，再经过肾脏排泄，所以肝肾功能不全的患者应当谨慎用药，尽量选择对肝肾影响较小的药物。

十一、"跟风"用药

有些糖尿病患者总是看别人怎么用药自己就怎么用，实际上，不同患者的个体化是非常强的。因此，不能"跟风"用药，应当根据自身具体情况选择用药。所谓"好药"就是指适合自己的药，而并非新药、贵药，别人使用效果较好的药不一定适合你。

十二、用药方法不对

糖尿病患者使用药物应当根据药物起效速度的不同来选药，如磺脲类药物应当餐后半小时服用；格列奈类药物应餐前服用，利于其降糖作用的发挥；α-葡萄糖苷酶抑制剂应当和第一口饭咀嚼服用；双胍类药物应当餐后服用，以降低对胃肠的刺激……总之，用药是有顺序的，颠倒顺序，不但不能降糖，还会引发一系列不适症。

此外，还应根据药物半衰期决定用药次数，口服降糖药分成长效、中效、短效三类，长效制剂每日服用1～2次，中、短效制剂每日要服用2～3次。

合理选择降糖药

我们都知道，糖尿病一旦被确诊，患者就要每天与降糖药物打交道，面对种类繁多的降糖药物，很多患者都会觉得迷茫，究竟该如何选择降糖药物呢？

想要选择适合自己的降糖药物，首先就要了解各类降糖药物的特点；其次，还要结合自身情况，如体型、肝肾功能、年龄、经济条件等。下面就来详细介绍一下合理选择降糖药的方法。

一、根据糖尿病类型选药

Ⅰ型糖尿病患者终生都要进行胰岛素治疗，如果控制血糖的效果不理想，还可以在此基础上配合α-葡萄糖苷酶抑制剂、双胍类药物。Ⅱ型糖尿病患者通常选择口服降糖药物，但是如果饮食、运动、口服降糖效果不佳，会出现严重并发症，如酮症酸中毒；处在急性应激状态，如重症感染、妊娠期，则需选择使用胰岛素。

二、根据Ⅱ型糖尿病病程选药

Ⅱ型糖尿病早期主要表现为胰岛素抵抗伴随胰岛素水平上升，血糖轻度升高，要考虑选择改善胰岛素抵抗和延缓葡萄糖吸收的药物；随着病情的发展，糖尿病患者的胰岛功能开始下降，此时一定要选择胰岛素促泌剂；到了病情晚期，胰岛素功能会慢慢衰竭，要及时采用胰岛素联合或代替治疗。

三、根据高血糖特点选药

若空腹血糖不太高，主要为餐后血糖高，那么就要选择α-葡萄糖苷酶抑制剂或格列奈类；空腹、餐后血糖都高，治疗的时候就可以联合使用两种作用机制不同的口服药物，如磺脲类+噻唑烷二酮类。此外，刚开始治疗的时候，对空腹血糖高于13.9摩尔每升、随机血糖高于16.7摩尔每升的患者来说，可给予短期胰岛素强化治疗，消除葡萄糖毒性作用之后改用口服降糖药。

四、根据是否存在并发症选药

若患者伴随着肥胖、高血压、血脂异常、冠心病等，则应先考虑使用双胍类、噻唑烷二酮类、α-葡萄糖苷酶抑制剂，这些药物都能够降低血糖，改善心血管疾病的发病危险。对于存在胃肠疾病的患者来说，不宜选择双胍类、α-葡萄糖苷酶抑制剂；慢性支气管炎、肺气肿、心力衰竭等缺氧性疾病患者，不能使用双胍类药物，防止出现乳酸性酸中毒；有充血性心力衰竭、肝病的患者，不能使用噻唑烷二酮类；对于轻度肾功能不全的患者来说，最好选择经过胆道排泄降糖药，如糖适平；对于严重肝肾损伤的患者来说，应当及时选择胰岛素治疗法。

五、根据体型胖瘦选药

标准体重（千克）=身高（厘米）－105。若实际体重超过标准体重的10%，属于体型偏胖，应当选择双胍类或α-葡萄糖苷酶抑制剂，因为该类药物存在胃肠反应、体重下降等副作用；超重或肥胖患者使用此类药物是非常适宜的；若实际体重低于标准体重10%，则为体型偏瘦，应首选胰岛素促分泌剂，这种药物会导致体重增加，对于消瘦的患者来说是非常适宜的。

六、根据生活起居特点选药

对于生活不规律的人来说，进餐的时间和次数不确定，可以选择速效胰岛素促分泌剂，如唐力。

七、根据年龄选药

老年患者对于低血糖的耐受力相对较差，为了防止低血糖风险，老年人一定要控制好自己的血糖，不宜选择强力降糖药物，首选降糖温和、服用方便、作用时间相对较短的药物。并且，老年人记忆力较差，最好选择每天只需服用一次的药物。儿童Ⅰ型糖尿病患者可以通过胰岛素进行治疗；二甲双胍为目前唯一被美国食品药品监督管理局批准的适合儿童Ⅱ型糖尿病的口服降糖药物。

正确联合使用口服降糖药

很多时候，单靠一种药物并不能达到预想的效果，此时可以将不同作用机制的药物联合应用，既能够扬长避短，增强疗效，还可以降低药物毒副作用。但是，联合用药是讲究方法的，联合不当会诱发严重后果，甚至会危及生命。下面就来为大家介绍一下如何正确联合使用口服降糖药。

一、掌握联合用药的原则

首先，作用机制相同的同类药物不能联合使用，可以将作用机制不同的药物联合使用，这样既能够扬长避短，增强疗效，还可以降低药物毒副作用。

其次，联合用药可将两种药物联合，最多不能超过三种药物，如果还不能达到满意的降糖效果，要及时加用胰岛素治疗。

最后，联合用药的过程中，应当兼顾"价效因素"，要尽量降低患者经济负担。

二、找到联合用药的最佳时机

并不是所有的糖尿病患者从一开始就需要联合用药，应当根据自身情况确定，若血糖只是轻度升高，一开始可以给予常规剂量单一药物治疗；患者血糖较高的时候，单一用药不能达到良好的降糖效果，可以通过联合用药，甚至加用胰岛素治疗。建议患者在常规单一用药不能满意地控制血糖时及早联合用药，不能等到单一用药至最大剂量无效的时候才考虑联合用药。

三、联合用药方案

1. 双胍类＋噻唑烷二酮类：这两种药物都能够改善胰岛素抵抗，但是作用的部位、机制不同，二甲双胍能够改善肝胰岛抵抗，抑制内源性葡萄糖生成；噻唑烷二酮类药物能够改善骨骼肌胰岛素抵抗，促进葡萄糖的摄取、利用。二者联合使用能够取长补短，增强胰岛素敏感性、降糖，二甲双胍还能够抵消噻唑烷二酮类药物导致的体重增加、低密度脂蛋白升高。

2. 磺脲类＋双胍类：Ⅱ型糖尿病患者的发病机制为胰岛分泌功能缺陷、胰岛素抵抗。磺脲类能够促进胰岛素分泌，二甲双胍能够改善胰岛素抵抗，二者联合使用，能够针对病因合理配伍。联合使用之后，患者空腹血糖、餐后血糖、糖化血红蛋白都会有所降低，二甲双胍能够抵消单用磺脲类药物体重上升等缺陷，对于血脂异常有较好的改善功能。肥胖患者的首选药物是双胍类药物，等到单用双胍类药物效果不是很好时，再联合磺脲类药物；非肥胖患者的首选药物为磺脲类，等到单用磺脲类药物效果不是很好时，联合使用双胍类药物。

3. 磺脲类＋噻唑烷二酮类：两种药物联合使用不但能够明显改善磺

脲类药物失效患者的血糖，还能够明显改善胰岛素抵抗、降低血胰岛素水平。对于高胰岛素血症患者来说，能够明显降低胰岛素水平。但是联合用药的过程中，应当注意低血糖的发生，降低磺脲类药物的使用剂量。磺脲类、噻唑烷二酮类药物联合使用的疗效和磺脲类、二甲双胍联合使用相似，但是体重和血中低密度脂蛋白胆固醇会明显降低。

4. 磺脲类＋α-葡萄糖苷酶抑制剂类：单独使用磺脲类药物降糖效果不佳时，可加用α-葡萄糖苷酶抑制剂类，因为它能够明显降低餐后血糖，同时减少磺脲类药物使用剂量，减轻α-葡萄糖苷酶抑制剂类药物对于胰岛β细胞的刺激，进而改善胰岛功能。提醒患者：两类药物联合的过程中很可能会增加低血糖发生概率。

5. 双胍类＋α-葡萄糖苷酶抑制剂类：二甲双胍主要用来降低空腹血糖，α-葡萄糖苷酶抑制剂类主要用来降低餐后血糖，二者联合使用，功效大增。此种联合方法适合肥胖型糖尿病患者，不但能够减轻体重，还能够改善胰岛素抵抗。提醒患者：两类药物联合使用会增加胃肠道副作用。

6. 噻唑烷二酮类＋α-葡萄糖苷酶抑制剂类：噻唑烷二酮类药物能够改善胰岛素抵抗和糖代谢，α-葡萄糖苷酶抑制剂类能够抑制餐后血糖，二者都不会刺激胰岛β细胞，对于胰岛功能具有非常好的保护作用，两种药联合使用适合餐后血糖轻度上升为主的早期糖尿病患者。

7. 格列奈类＋双胍类：格列奈类控制餐后血糖的效果较好，双胍类对空腹血糖水平作用显著，研究发现，将上述两类药物联合使用能够很好地控制血糖，并且对体重没有影响，低血糖的发生概率比较低。

8. 其他。若采用两种口服药物时降糖效果仍不是很好，可尝试以下方法：加用另一种作用机制不同的药物；维持原来的治疗方案，加睡前中效胰岛素或长效胰岛素 0.1～0.2 单位／千克体重；改用多次胰岛素注射治疗。

这些药物会干扰降糖药作用

糖尿病患者在同时患上其他疾病的时候，经常会将降糖药与其他药物同服，而某些药物会促进或抑制胰岛素分泌，或是增强或减弱外周组织对胰岛素的敏感性，即有些药物与降糖药物同用会干扰降糖药的作用。因此，一定要注意所使用的药物是否可以和降糖药联合使用，以免恶化病情。下面就来介绍一下会干扰降糖药物作用的药物种类。

一、升高血糖类药物

糖皮质激素类药物，如泼尼松、曲安西龙、氢化可的松、地塞米松等，这些药物会增加肝糖原分解，减少组织对糖的利用、分解，导致血糖上升。甲状腺激素类药物，甲状腺激素会拮抗胰岛素作用，用促甲状腺激素和甲状腺片代替治疗的患者应当监测血糖情况。利尿剂，呋塞米、依他尼酸、氢氯噻嗪等利尿剂会抑制胰岛素分泌，导致血糖上升。雌激素，育龄女性服用的避孕药会降低降糖药效果，所以糖尿病育龄女性最好选择其他避孕方法。

此外，异丙嗪、奋乃静、三氟拉嗪等会导致血糖上升，不宜同降糖药联用；烟草酸、α-干扰素等也具有升血糖的作用。

二、降血糖类药物

血管紧张素转换酶制剂，糖尿病患者通常会并发肾脏病变、高血压，此时就需要服用血管紧张素转化酶抑制剂，如卡托普利、依那普利等均可改善糖耐量，但是和降糖药物合用的时候容易引发低血糖，其作用机制还不清楚，所以使用该类药物的时候要注意预防低血糖。

单胺氧化酶抑制剂，如苯乙肼、反苯环丙胺、优降宁等，此类药物会促进胰岛素分泌，进而降低血糖。

抗凝剂，糖尿病患者合并动脉粥样硬化、冠心病、脑血管病等，要长期服用阿司匹林和抗凝剂预防脑中风的发生。但是此类药物会加强胰岛β细胞合成、胰岛素分泌，促进肝糖原合成，降低小肠对葡萄糖的吸收率，增强外周组织对葡萄糖的利用率，因此有降血糖之功。如果将阿司匹林和优降糖、甲唐宁等药物合用，既可以增大口服降糖药血药浓度，又可以降低其代谢和排泄。并且，阿司匹林本身有降糖之功，所以与降糖药物合用容易引发低血糖昏迷，糖尿病患者同时服用阿司匹林时要严格检测血糖。糖尿病患者出现血栓性静脉炎时，如果将抗凝血药物双香豆素和优降糖、氯磺丙脲、甲唐宁同服，会增强后者的降糖功效，容易引发低血糖，还可能会由于其抗凝作用的提高引发出血。

交感神经抑制剂，可乐定为中枢交感神经抑制剂，糖尿病患者在使用胰岛素的过程中，如果同时服用可乐定治疗高血压，容易引发低血糖，主要表现为心悸、出汗等，容易漏诊。胍乙啶为周围交感神经抑制剂，长期服用能够改善糖耐量，降低血糖，但是其机理尚不明确。有人认为此药会提高外周组织对胰岛素的敏感性，因此糖尿病患者服用此药时要降低胰岛素用量。

利舍平，患有高血压的糖尿病患者在使用胰岛素的时候服用利舍平容易引发低血糖。因为此药会阻碍机体释放去甲肾上腺素，还会增强胰岛素作用，引发低血糖反应。

β-受体阻滞剂，糖尿病患者并发窦性心动过速和高血压时，不能同时服用心得安和优降糖。因为优降糖作用较强，普洛奈尔可以促进胰岛素分泌，进而掩盖低血糖导致的心率加快。

降脂药，Ⅱ型糖尿病患者通常伴随着高脂血症，需要同时服用降脂药。该类药物对血糖会产生影响，如安妥明会降低血糖而不影响胰岛素水平。

抗生素，大环内酯类药物，如四环素、土霉素等均可能诱发低血糖，此类药物能够延缓胰岛素降解、阻断儿茶酚胺；四环素、土霉素、庆大霉素、卡那霉素和降糖灵合用，会产生大量乳酸，引发乳酸性中毒，甚至危及生命安全。糖尿病患者出现气管炎症时，如果将甲唐宁和复方新诺明联合使用，降糖作用会增强，同时引发低血糖反应，所以这两种药应当间隔使用。糖尿病患者由于肠道感染使用氯霉素，氯霉素会抑制肝内酶分泌和活性，降低口服降糖药物的代谢过程，进而引发低血糖。

减肥药，芬佛拉明、苯丁胺等减肥药物同胰岛素合用容易导致低血糖反应。其作用机制为提高外周组织对胰岛素的敏感性，促进肌肉摄取、利用葡萄糖。所以Ⅱ型糖尿病患者使用此类减肥药时要严格监测血糖。

抗疟药，奎宁、奎尼丁等药物容易引发低血糖反应，甚至诱发低血糖昏迷，该类药物会促进胰岛素分泌。

其他，曾有报道称糖尿病患者在进行肌注苯丙酸诺龙后出现低血糖反应，因此应降低胰岛素剂量；保泰松可抑制甲糖宁代谢，容易引发急性低血糖；氯磺丙脲和保泰松同时应用也会出现类似情况。

口服降糖药正确应用方法

很多糖尿病患者，尤其是老年糖尿病患者，在用药的过程中容易轻信广告，或"随波逐流"，这都是由于对糖尿病病症的认识尚不明确。因此，看到别人服用某些降糖药物效果好，自己也开始换药，岂不知，这种做法是非常危险的，对于病情的控制不利。

糖尿病患者口服降糖药物应当根据个人具体病情，结合药物特点，因人而异选择药物。用药要从小剂量开始，每种药物都不宜超过最大允许剂量。那么怎样才能正确用药呢？

一、根据症状用药

多数Ⅱ型糖尿病患者通过口服降糖药物治疗，而肥胖的Ⅰ型糖尿病患者则应选择双胍类、α-葡萄糖苷酶抑制剂、噻唑烷二酮类，效果不好，要加用胰岛素促泌剂；消瘦的Ⅱ型糖尿病患者应当选择胰岛素促泌剂或噻唑烷二酮类，效果不好，可联合使用双胍类药物或α-葡萄糖苷酶抑制剂。

所有的Ⅰ型糖尿病患者都要接受胰岛素治疗，必要的时候也可以联合除胰岛素促泌剂之外的其他降糖药物，如双胍类、α-葡萄糖苷酶抑制剂等。

二、个体化用药

糖尿病的病因、发病机制非常复杂，可以分成很多类型。比如，Ⅱ型糖尿病患者不同个体间和同一个体不同病程阶段，病情差异非常大。所以要根据每个人的具体病情，结合不同的药物特点，因人而异选择药物，确保药物的安全有效。

举个例子来说，优降糖为目前口服降糖药物中降糖效果最强的，所以老年人、病情较轻的患者不宜选择；肾功能不全的患者禁止使用双胍类药物和除糖适平之外的其他磺脲类降糖药物。

三、遵医嘱用药

有些糖尿病患者自以为能够凭借自身感觉判断血糖的控制情况，擅自增减药物剂量、换药、停药，服药的时候没有规律，这些做法都是非常危险的。擅自减药或停药容易诱发高血糖，甚至会导致酮症酸中毒，威胁生命安全。所以糖尿病患者一定要严遵医嘱服药。

四、从小剂量开始，联合用药

糖尿病患者用药应当从小剂量开始，之后根据血糖控制情况调整药物剂量。每种药物都不能超过最大允许剂量，以降低用药剂量过大产生副作用和继发性失效。如果单一用药的效果不是很好，可以将作用机制不同的药物联合使用，不但能够扬长避短，还可降低药物毒副作用，达到事半功倍的目的。但是要注意，同类降糖药物是不能联合使用的，必要的时候也可以联合使用三种药物。

五、用药的同时检测肝肾功能

口服降糖药物通常在肝脏中代谢，通过肾脏排泄，所以用药期间要检测肝肾功能。为了为肝肾"解压"，肝肾功能不全的患者最好通过注射胰岛素控制病情，避免口服降糖药物。

六、注意降糖药物继发性失效

磺脲类药物的功效会随着服药时间的延长逐渐衰退，甚至丧失，很多患者会由于平时不注意监测血糖而未觉察到此现象导致严重的后果。所以糖尿病患者一定要时常监测血糖，以便出现降糖药物继发性失效的时候可以及时调整治疗方案。

七、安全用药

俗话说得好"是药三分毒"，使用得当能够治疗疾病，反之，则会致病。所以选择药物的时候一定要注意充分了解药物副作用、禁忌证，不能盲目用药或增加剂量。用药的过程中，一旦出现胃肠不适、皮肤过敏、肝肾功能受损等，要及时就医。

八、服药方法依药物特点而定

服药的过程中可以根据不同降糖药物特点的不同合理安排服药时间、次数，定时定量服药。比如，餐时血糖调节剂应当餐前服用；磺脲类药物应当餐前半小时服用；双胍类药物应当进餐时或餐后服用。美吡哒、糖适平属于短效类降糖药物，每天服用3次；优降糖、达美康属于中效类降糖药物，每天服药2次；格列美脲、瑞易宁属于长效类降糖药物，每天服药1次。α-葡萄糖苷酶抑制剂要和第一口饭一同嚼碎后同服。

哪类患者需要注射胰岛素

Ⅰ型糖尿病患者一旦确诊,一定要长期给予胰岛素治疗,而Ⅱ型糖尿病患者数量远远多于Ⅰ型糖尿病患者,对于Ⅱ型糖尿病患者应用胰岛素的态度就依症用药。

在实际应用胰岛素的糖尿病患者当中,有70%~80%属于Ⅱ型糖尿病患者,不管是Ⅰ型糖尿病患者还是Ⅱ型糖尿病患者,都能够从胰岛素治疗中获得良好的治疗结果,那么究竟哪些患者需要使用胰岛素呢?下面就来具体介绍一下。

一、Ⅰ型糖尿病患者

Ⅰ型糖尿病患者经过明确诊断之后,就要通过长期注射胰岛素治疗。即便Ⅰ型糖尿病症状较轻,为了保护胰岛功能,也应持续小剂量皮下注射胰岛素。

二、Ⅱ型糖尿病患者

出现下列情况的Ⅱ型糖尿病患者通常应选择胰岛素治疗。

1. 通过严格饮食治疗、运动治疗,并且服用足量口服药物进行治疗效果均不是很好的Ⅱ型糖尿病患者。有些患者通过一段时间的胰岛素治疗,血糖被控制得非常好,然后就可以改用口服降糖药物进行治疗。

2. 伴随着严重慢性并发症,如糖尿病肾病、视网膜病变、心脏病变、下肢坏疽、神经病变、肝功能不全等。

3. 伴随着并发症,如高渗非酮症昏迷、酮症酸中毒、乳酸性酸中毒者。

4. 处在应急状态，如感染、烧伤、急性心脑卒中等患者。多数患者仅仅需要短期应用胰岛素，应激状态消失后，就可以再次通过口服降糖药物控制病情。

5. 疾病初发的时候，血糖很高，而且伴随着明显症状的患者，这种情况通常提示患者胰岛功能比较差，可以通过短期胰岛素进行强化治疗，有利于自身胰岛功能的恢复，还能够增强机体对于胰岛素的敏感性。

6. 合并严重蛋白质缺乏、营养不良的患者。

三、妊娠期糖尿病患者

如果妊娠前就患有糖尿病，受孕之前就要通过注射胰岛素治疗，以控制代谢的过程；如果妊娠的过程中出现糖尿病，饮食治疗不能够很好地控制血糖，那么就要及时注射胰岛素；糖尿病女性哺乳期间也可以通过胰岛素治疗。

四、继发性糖尿病患者

比如垂体性糖尿病、甲状腺功能亢进、嗜铬细胞瘤、库兴综合征合并糖尿病、胰岛源性糖尿病等。

五、其他

临床上很难区分明确分型的消瘦糖尿病患者。无论糖尿病患者选择哪一种降糖药物，为的都是更好地控制血糖，对于胰岛素应用的态度应当是需要使用胰岛素的时候就及时使用，可以征求专门的糖尿病医生的建议。

正确看待、认识胰岛素

在欧美等发达国家,一半以上的Ⅱ型糖尿病患者都在接受胰岛素治疗,但是我国只有10%~20%的糖尿病患者使用胰岛素,这是因为目前很多糖尿病患者、医务人员对胰岛素有偏见,甚至很多糖尿病患者必须使用胰岛素却由于内心的抵触而没有及时、合理地接受胰岛素治疗,进而贻误病情,甚至死亡。

先来介绍一下众人对于胰岛素认识存在的误区。

一、不到万不得已不能使用胰岛素

很多患者将胰岛素看成万不得已时的"救命稻草",担心过早使用胰岛素,日后病情严重的时候没有了应对方法,于是一拖再拖。这种担心是完全没有必要的,胰岛素和口服降糖药物之间是有区别的,不存在继发性失效问题。实际上,糖尿病早期使用胰岛素对于胰岛功能的保护、预防并发症等是非常有好处的。

二、使用胰岛素会上瘾

很多糖尿病患者认为使用胰岛素会上瘾,或者是产生依赖,一旦使用就再也停不了了,甚至将胰岛素看成和毒品一样可怕的东西。实际上,胰岛素是人体分泌的一种生理激素,没有胰岛素,人体就不能进行正常的糖代谢过程,糖尿病患者体内的胰岛素大都相对或绝对不足,为糖尿病患者注射胰岛素实际上就是对其身体胰岛不足的补充。

如果是Ⅰ型糖尿病患者和晚期Ⅱ型糖尿病患者,则需终生注射胰岛素,这是因为该类患者体内的胰岛功能已经完全衰竭,这和毒品的成瘾是完全不同的概念。实际上，很多原本血糖非常高的Ⅱ型糖尿病患者通过一段时间的胰岛素治疗病情变得稳定，胰岛素就可以逐渐减量或停用，改用口服降糖药物，通过这一点就能看出，胰岛素是不存在成瘾性的。

三、长期注射胰岛素，胰岛功能会衰退

这种观点是毫无依据的。糖尿病患者自身的胰岛素β细胞相对或绝对不足，为了维持血糖正常，就要补充适量外源性胰岛素，通过胰岛素治疗能够让自身胰岛细胞进行适当休息，之后更好地工作，对于胰岛功能有保护作用。

四、使用胰岛素后，Ⅱ型糖尿病会变成Ⅰ型糖尿病

很多患者认为胰岛素是Ⅰ型糖尿病患者的专属药物，必须注射胰岛素；而Ⅱ型糖尿病患者是没有必要注射胰岛素的，长期注射胰岛素Ⅱ型糖尿病会变成Ⅰ型糖尿病，之后就必须终身注射胰岛素。很明显，这种说法是错误的。首先，Ⅰ型糖尿病和Ⅱ型糖尿病的发病因素完全不同，二者根本无法转换；其次，Ⅱ型糖尿病患者是否需要注射胰岛素和患者的胰岛功能有关，胰岛功能完全衰竭的糖尿病患者必须使用胰岛素。

五、影响正常生活，带来皮肉之苦

多数糖尿病患者认为注射胰岛素要忍受皮肉之苦，给生活带来了诸多不便，随着注射器的改进，尤其是胰岛素笔的使用，胰岛素注射已经变得非常简单，注射的时候几乎不会感觉到疼痛，并且方便随身携带。多数患者在应用胰岛素后，不管是精神上还是体力上都出现了明显好转，生活质量有了很大的提高。

六、认为胰岛素会引发低血糖

实际上，低血糖为糖尿病患者治疗的过程中常见的情况，它的发病和很多因素有关，如运动过量、用药过量等，但是这些都是可以避免的，并且发现低血糖时及时治疗，患者就能够自行恢复。

了解胰岛素的种类及特点

讨论完大家对于胰岛素的认识误区，再来介绍一下胰岛素的种类，主要介绍胰岛素的两种常见分类方法。

一、按来源分类

1. 动物胰岛素。将动物的胰腺组织经过多重纯化后提取得到。现在国内胰岛素大都是猪胰岛素。动物胰岛素和人体分泌的胰岛素是有差别的，所以当胰岛素进入人体后，人体可能发会出现一系列免疫反应，胰岛素的作用会下降。少数患者免疫反应严重，会出现皮疹、发热、血压下降、休克等。但是动物胰岛素价格低廉。

2. 生物合成人胰岛素。此类胰岛素为生物工程技术的产物，是通过微生物发酵获得的高纯度人胰岛素，它的化学结构、生物活性和人体分泌的胰岛素完全相同。和动物胰岛素相比，此类胰岛素注射到人体之后不会产生胰岛素抵抗，生物活性比较高，尤其适合由于抗胰岛素导致的对胰岛素敏感性降低的患者或对动物胰脏过敏、出现皮肤脂肪萎缩的糖尿病患者来说。不过此类胰岛素价格昂贵。

二、按起效和作用时间分类

1. 速效人胰岛素类似物。属于生物合成人胰岛素类似物，此类胰岛素注射15左右就会起效，半小时后会达到最大降糖作用，其功效持续2～4小时，此类胰岛素和常规人胰岛素相比有如下优点：餐前即可注射，控制餐后血糖效果比餐前30分钟注射常规人胰岛素优势高；注射部位吸收相对稳定，个体内和个体间变化较小；作用时间低于4小时，因此发生夜间低血糖的危险性较低；可餐前注射，也可餐后立即注射，适合日常生活中需要更大灵活度或进餐时应用胰岛素困难的患者。

2. 短效胰岛素。常见种类为诺和诺德公司的诺和灵R、礼来公司的优泌林R、徐州万邦公司和上海生物制药厂生产的猪胰岛素，上述药物可皮下注射、肌肉注射、静脉注射。皮下注射或肌肉注射半小时后开始起效，注射2～4小时达到作用高峰，药效可持续6～8小时；皮下注射短效胰岛素主要用来控制餐后高血糖。

3. 中效胰岛素。常见品种包括诺和诺德公司的诺和灵N、礼来公司的优泌林N、徐州万邦公司的万苏林N（猪胰岛素）。胰岛素和鱼精蛋白结合之后会形成溶解度下降、吸收速度降低的复合物，作用时间延长。此类药物注射2～4小时开始起效，4～12小时达到作用高峰，药效持续16～24小时，每天皮下注射1～2次即可。主要用来补充基础胰岛素，控制夜间和空腹状态的基础血糖。

4. 长效胰岛素。包括鱼精蛋白锌胰岛素、特慢胰岛素锌悬液，仅能皮下注射。皮下注射鱼精蛋白锌胰岛素3～4小时后起效，作用时间持续36小时左右，长效胰岛素每天皮下注射1次，能够提供基础需要量的胰岛素，进而控制平日血糖，也可以和短效胰岛素联合用药。

5. 长效人胰岛素类似物

如甘精胰岛素，特点是作用平稳，可以很好地模拟基础胰岛素分泌，通过皮下注射2～4小时之后起效，每天注射1次就能够维持药效24小时，和其他中长效胰岛素相比，有非常好的控制血糖的功效，同时降低低血糖的发生概率。

6. 预混人胰岛素。由短效胰岛素和中效胰岛素按照不同的比例混合成，兼备短效、中效的双重作用。临床常见的是30R和50R两种剂型预混人胰岛素。当然了，也可以根据血糖情况自行配置预混人胰岛素。这种胰岛素仅能皮下注射，半小时后起效，作用的高峰是2～8小时，持续的时间为12～16小时，每天注射2次，能够控制餐后高血糖和日常基础血糖水平。每个患者适宜的混合比例都是不一样的,可以根据具体情况来定,有些患者餐后血糖控制不好,大剂量使用此类药物,可能会在下一餐之前出现血糖反应,所以要高度警惕。

7. 预混人胰岛素类似物

这种药物为新生药物,如诺和锐 30,含有 30% 的门冬胰岛素和 70% 的精蛋白结合的结晶门冬胰岛素,里面的速效胰岛素可以提供更快、更高的餐时胰岛素分泌峰,精蛋白结合胰岛素能够提供基础胰岛素补充。这样一来,餐后胰岛素峰和餐后血糖峰都会大大提高,能够有效降低餐后血糖漂移。并且,速效胰岛素在降低餐后血糖之后,在血液中的浓度会大大降低,降低下一餐低血糖危险。同时,餐前注射的方式提高了患者依从和治疗满意度。

除此之外,预混人胰岛素类似物里面的速效胰岛素起效快、作用时间短,这样一来,每天注射三次的方案可以更好地降低午餐后血糖,同时降低低血糖风险。

使用胰岛素的副作用及应对方法

虽然胰岛素对于糖尿病患者来说是非常好的降糖药物,但每种药物都是一把双刃剑,有利也有弊。下面就来介绍一下使用胰岛素的过程中可能会产生的副作用及应对方法。

一、低血糖反应

主要表现为面色苍白,头晕多汗,心慌手抖,饥饿感。其导致低血糖的原因包括胰岛素使用量过大、血糖被控制住后没有及时降低胰岛素使用剂量；注射胰岛素后没有按时进餐或者进餐量不足；运动量增加，但却没有减少胰岛素用量，或者没有增加食物的摄入量；注射混合胰岛素，长效胰岛素比例很大，导致夜间低血糖；抽取胰岛素的剂量不准，导致注射量过大。

应对方法：症状较轻的患者可以口服糖块或糖水等，症状较重者静脉注射50%的葡萄糖40～60毫升，昏迷时间过久的患者可以给予氢化可的松100～300毫克加5%～10%的葡萄糖内静脉滴注，或肌肉注射胰升糖素1毫克，之后静脉滴注10%的葡萄糖。等到患者清醒的时候要立刻进食，同时调整胰岛素的使用剂量。

二、产生胰岛素抗体

长期使用动物胰岛素，人体会产生出胰岛素抗体，这个时候，患者每天胰岛素的使用量应当高于1.5单位/千克体重（大约是100～200单位/天）。

应对方法：更换胰岛素种类，可以把普通动物胰岛素换成高纯度人胰岛素；使用糖皮质激素对多数胰岛素抵抗患者均有不错的疗效，可以给予泼尼松40～80毫克/天或食用其他剂量相当的糖皮质激素，几天之后胰岛素的需求量就会降低，看到效果后，泼尼松可以逐渐减少至5～10毫克/天，作为维持量，使用胰岛素减少到最小剂量的时候停用，疗程通常为1～3个月。

三、过敏反应

主要表现为注射部位出现皮肤瘙痒、红斑、皮疹、皮下硬结等，个别患者会出现过敏性休克。过敏反应是由于胰岛素里面的杂质所致，主要出现在注射动物胰岛素的患者身上。

应对方法：症状较轻的患者可以服用组胺类抗过敏药物，症状较重的患者可以将动物胰岛素用单组份人胰岛素来代替。过敏性休克的患者要立即给予肾上腺0.25～1.0毫升皮下注射，之后用氢化可的松100～300毫克加5%的葡萄糖250～500毫升进行静脉滴注。

四、皮下脂肪萎缩

皮下注射胰岛素数周到数年之后，局部会出现皮下脂肪萎缩，上述现象多出现在使用动物胰岛素注射的患者身上。

应对方法：可以通过更换注射部位等方法防止其发生，最好改成单组239份人胰岛素。

五、脂肪垫

长期注射胰岛素的部位是相同的，并且胰岛素会刺激皮下脂肪增生肥大，久而久之就形成了脂肪垫。在脂肪垫处注射胰岛素会影响胰岛素的吸收。

应对方法：可以有规律地更换注射部位，避免脂肪垫的发生。

六、肥胖

使用胰岛素治疗一段时间之后，患者的体重通常会上升，这是由于胰岛素会促进脂肪和蛋白质合成，并且由于糖得到了有效控制，营养成分的吸收也就会随着改善，因此容易引发体重上升、肥胖等。

应对方法：要懂得控制饮食，提高运动量，必要的时候可以将胰岛素和双胍类药物联合使用。

七、屈光不正

注射胰岛素早期阶段，有的时候会出现屈光性视力模糊，很可能是因为血糖迅速降低，使得眼睛晶状体、眼液渗透压平衡紊乱导致的。

应对方法：这种屈光不正通常情况下不需要进行矫正，等到血糖被控制住以后，视力也会自行调整恢复。

八、胰岛素水肿

多出现在面部，也可能发生在四肢。

应对方法：这种水肿通常可自行消退，少数患者需要通过利尿剂治疗。

胰岛素的储存及使用要领

胰岛素属于蛋白质类激素，温度过高或过低都会导致胰岛素变性，胰岛素的最适温度为 2～8℃，在这个温度下，胰岛素可以储藏2年，所以未开封的胰岛素最好放到冰箱中冷藏，但绝对不能冷冻。此外，强光照射、剧烈震动或颠簸都有可能导致胰岛素变性失效。因此，胰岛素的正确保存、携带是非常重要的。

但是，即使胰岛素保存得非常好，药效依旧，可如果注射胰岛素的方法不正确，同样不能将胰岛素的功效充分地发挥出来。下面就来介绍一下注射胰岛素的技巧。

一、做好准备工作

1. 准备好酒精棉球、胰岛素专用注射器、胰岛素。注射胰岛素的温度要能达到室温，如果胰岛素之前进行的是冷藏保存，要提前取出，在室温放上一段时间。

2. 检查胰岛素的有效期，过期的胰岛素就不要再用了。

3. 仔细检查胰岛素外观。短效胰岛素是无色透明液体，如果有出现沉淀、变色则不要再用了；中效、长效胰岛素，预混胰岛素都是混浊悬液，如果轻轻摇晃的过程中发现瓶底有沉淀物，液体中有小块悬浮物，瓶壁出现冰霜样黏着物都不要再用了。瓶壁上有裂纹也不能使用了。

4. 核对胰岛素类型、浓度规格。查看胰岛素是短效、中效、长效，还是预混胰岛素，浓度规格为多少。通常情况下，瓶装胰岛素规格为400单位/10毫升，胰岛素笔芯规格为300单位/3毫升。注意，取药的时候千万不可以将瓶装胰岛素抽到胰岛素笔芯里面使用。

5. 注射之前要明确胰岛素注射量，防止由于抽取剂量有误引发低血糖或高血糖。

6. 注射胰岛素之前要清洗双手。

7. 中效、长效胰岛素、预混胰岛素使用之前要将药瓶放到手掌上轻轻滚动几次，让药物充分混匀。

二、确定药物的注射时间

药物注射的时间主要取决于所用胰岛素的种类、餐前血糖水平。在上一节中每种胰岛素的注射时间已有具体介绍，此处不多做介绍。提醒患者注意：一定要在准备好食物之后注射胰岛素，防止由于进食不及时出现低血糖。

三、选择胰岛素注射部位

胰岛素注射部位包括上臂前外侧部、大腿前外侧、臀部、腹部。注射部位不同，胰岛素的吸收速度也不同，按其吸收速度由快到慢排序为腹部、上臂、大腿、臀部。局部运动能够加快吸收。参加锻炼的患者要尽量避免在上臂和大腿上注射，防止由于肢体运动而加快胰岛素吸收，引发低血糖。洗热水澡、按摩都能够让胰岛素在注射后快速起效。如果用餐的时间提前，则选择在腹部注射胰岛素；用餐时间推迟，则选择在臀部注射。注射时，最好避开痣、瘢痕组织、皮肤隆起处，防止影响胰岛素吸收。

四、注射部位轮换

同一部位注射胰岛素的时间过久容易引发皮下脂肪营养不良，出现硬结，导致局部皮肤吸收胰岛素的能力降低，进而影响血糖控制。因此，要注意轮换注射部位，注射轮换的原则为选择左右对称部位注射，左右对称轮换，等到轮换完后，换成另一个左右对称部位，注射点间要相距2厘米以上，注射部位通常两个月之后才能再次注射。

五、胰岛素抽取

先用酒精棉球对胰岛素的瓶塞进行消毒，之后用注射器抽取和所需要的胰岛素等体积的空气注入胰岛素瓶中，防止抽取的时候形成负压，使得药液抽出困难。用右手转动胰岛素瓶，左手拿着注射器抽取比需要剂量多2个单位的胰岛素。要注意，如果注射器中有气泡，要立即将针管直立，之后手指轻轻弹注射器，直到气泡上升到最顶端，同时上推针芯到所需刻度处，将气泡和多余胰岛素一同排出；如果没有气泡则将针芯推到所需剂量就可以了。

六、胰岛素混合

有的时候需要将短效胰岛素和长效胰岛素混合使用，此时应注意，先抽取短效胰岛素，然后再抽取长效胰岛素，顺序颠倒可能会将长效胰岛素带入短效胰岛素药瓶里面，导致整瓶短效胰岛素出现性质改变。使用步骤为先将针头插到长效胰岛素瓶中，注入相当于所需胰岛素用量空气后拔针，注意针头不能接触胰岛素药液，之后按上述抽取胰岛素步骤先抽取短效胰岛素，拔出注射器。轻轻晃动长效胰岛瓶，混匀，瓶口向下，插入已经抽取短效胰岛素的注射器针头，轻轻地拉动针芯，就能够将长效胰岛素抽到针管中了，等到抽至所需刻度时拔出注射器。

七、胰岛素注射方法

选择注射部位，之后用酒精棉球对即将注射的部位进行消毒，注射的时候，一只手轻轻捏起注射部位2～3厘米宽皮肤，另一只手握住胰岛素注射器，然后将针头以45°～90°角的位置迅速刺到皮肤中，推注药液，慢慢放松提起的皮肤。身体瘦弱者、儿童以45°角注射，肥胖者以90°角注射。注射完成后停留几秒钟，之后迅速沿顺时针方向拔出针头，再用干净的酒精棉球对注射部位进行六七秒钟的压迫，注意不能揉，整个注射过程中应当保持肌肉的放松。

八、减轻注射时疼痛的方法

很多糖尿病患者不愿意接受胰岛素治疗的原因之一就是怕疼，可以从以下几方面着手减轻胰岛素注射疼痛。

1. 注射前将胰岛素放入室温。胰岛素刚从冰箱中取出来的时候温度较低，注射的时候会引发疼痛。

2. 酒精挥发后注射。注射的时候用手轻轻捏起 3 厘米宽的皮肤，引起轻微疼痛之后注射，既方便，又可以分散扎针疼痛感。

3. 注射进针速度要快。注射过程中进针的速度要快，因为进针速度越慢，疼痛感就会越强烈。

4. 及时更换注射部位。下一次和上一次注射的部位应当保持 2 厘米以上的距离，避开皮肤感染处和皮下硬结处。

5. 定期更换针头。胰岛素针头很纤细，重复多次使用之后，针头会变钝或生出倒钩，导致注射疼痛。

6. 其他。进针、拔针的时候应当保持同一方向，注射部位肌肉要放松。

口服降糖药与胰岛素的联合应用

随着人们对胰岛素的认知度越来越高，很多糖尿病患者开始选择联合用药，这种方法比单纯使用口服降糖药物或胰岛素有更多的优势。

下面就来详细地介绍一下不同的口服降糖药物与胰岛素联合应用的具体方案。

一、双胍类药物 + 胰岛素

双胍类药物能够促进身体组织对糖的利用，减少肠道对于糖类的吸收，进而抑制脂肪分解，降低胰岛素抵抗。二甲双胍和胰岛素联合使用利于平稳血糖，同时能够减少胰岛素 25% 的用量，避免由于使用胰岛素导致的体重增加。此外，二甲双胍能够明显减少糖尿病患者心血管疾病的发生概率。

双胍类药物和胰岛素联合使用的方法适合人群：发生磺脲类药物继发性失效的Ⅱ型糖尿病患者；存在明显胰岛素抵抗的肥胖Ⅱ型糖尿病患者；Ⅰ型糖尿病患者胰岛素用量较大，但是血糖波动明显、病情不稳的患者。

二甲双胍最初的使用剂量为 0.25～0.5 克，每天使用 2～3 次，餐中或餐后服用；临睡前加用中效胰岛素或长效胰岛素，从 6～10 单位开始逐渐增加剂量，同时检测空腹、餐后血糖，之后根据血糖调整用药剂量，直到降糖效果满意为止。当然了，采用胰岛素强化治疗也是可以的，二甲双胍使用剂量不变，这种方法也适合Ⅰ型糖尿病患者。

但是联合使用双胍类药物和胰岛素的时候，应当注意定期检测血糖，以便及时调整胰岛素的使用剂量。Ⅰ型糖尿病患者采用这种方案的时候要检测酮体，一旦酮体呈阳性，要立即停用双胍类药物。肝肾功能不全、心功能较差、妊娠女性、重度消瘦者、70 岁以上的老年患者都不宜使用此方案。

二、磺脲类药物 + 胰岛素

磺脲类药物能够刺激内源性胰岛素分泌，注射胰岛素能够弥补患者自身胰岛素分泌不足的弊端，联合用药能够降低胰岛使用量的 30%，进而改善血糖控制。

磺脲类药物继发性失效，胰岛 β 细胞仍然存在部分分泌功能的Ⅱ型糖尿病患者；体型消瘦的Ⅱ型糖尿病患者适宜选择此方案。

白天口服磺脲类药物，临睡前注射一次中效或长效胰岛素，最初使用剂量为 0.2 单位/千克体重，可根据自身需要，每隔 3～5 天上调两个单位，直到空腹血糖达到满意水平。这种方案适合控制夜间、空腹血糖水平，并且能够增强白天磺脲类药物降糖功效。

临睡前注射中效胰岛素之后，要定时加餐，防止夜间低血糖；若每天中效胰岛素使用量高于 24 单位时效果仍然不是很好，要及时改用胰岛素强化治疗；联合治疗 3 个星期之后如果效果仍然不是很好，可以加用双胍类药物，仍然没有效果可改用胰岛素强化治疗。

但是要注意，这种方案容易导致患者体重上升，所以要严格控制饮食，加大活动量，防止体重增加。Ⅰ型糖尿病患者、妊娠妇女、重度肥胖者都不宜采用此方案。

三、噻唑烷二酮 + 胰岛素

噻唑烷二酮类能够显著改善胰岛素抵抗，降低外源性胰岛素用量；并不会对胰岛素分泌产生刺激，能够保护胰岛 β 细胞功能，和胰岛素联合使用能够改善血糖控制，减少胰岛素 10%~25% 的用量。

Ⅱ型糖尿病患者在通过磺脲类药物治疗的过程中出现继发性失效，有明显胰岛素抵抗的患者可使用此方案。

白天口服罗格列酮，临睡前注射 1 次中效或长效胰岛素，罗格列酮初用剂量为每次 4 毫升，每天 1 次，之后可以根据血糖调整剂量。常用量为每次 4~8 毫克，每天 1~2 次。

在选择该方案的时候应当注意监测血糖，及时调整胰岛素使用剂量。Ⅰ型糖尿病患者、妊娠女性、儿童不宜选择该方案。胰岛素增敏剂一定要在有内生胰岛素的时候使用才能发挥其功效；对于病程较长、内源性胰岛素严重不足的Ⅱ型糖尿病患者来说，补充胰岛素的时候可以加用噻唑烷二酮类药物，两种药物联合使用有协同降糖之功。胰岛素增敏剂会升高体重，胰岛素也会增加体重，因此，两种药联合使用的时候应当注意监测体重，控制饮食。胰岛素与噻唑烷二酮类药物都可能引发水钠尿潴留，所以老年人或心功能不全的糖尿病患者不宜联合使用这两种药物。

四、葡萄糖苷酶抑制剂类药物 + 胰岛素

α-葡萄糖苷酶抑制剂能够延缓葡萄糖在肠道中的吸收，显著降糖，减轻餐后高胰岛素血症。它不会刺激胰岛 β 细胞分泌胰岛素，对体重影响不大。和胰岛素联合使用，利于餐后血糖的控制，降低胰岛素用量，防止体重上升。

Ⅰ型糖尿病患者在应用胰岛素的过程中加用此药，可以降低胰岛素用

量，利于餐后血糖控制，还可避免下一餐低血糖的发生。

餐后血糖高、磺脲类药物继发性失效的肥胖Ⅱ型糖尿病患者；单用α-葡萄糖苷酶抑制剂能够很好地控制血糖，但空腹血糖控制不好的Ⅱ型糖尿病患者；Ⅰ型糖尿病患者胰岛素使用量较大，餐后高血糖不容易被控制的患者宜选择此方案。α-葡萄糖苷酶抑制剂作用在胃肠道局部，药物很少被吸入血液，轻度肝肾功能不好的患者可以选择此药。

Ⅱ型糖尿病患者临睡前注射中效胰岛素或长效胰岛素控制空腹血糖，白天口服α-葡萄糖苷酶抑制剂控制餐后血糖。Ⅰ型糖尿病患者应采用胰岛素强化治疗加拜唐苹。

使用该方案的过程中要严格监测血糖，及时调整胰岛素使用剂量。出现低血糖时，口服葡萄糖或静脉注射葡萄糖纠正，妊娠女性、儿童不宜选择此方案。α-葡萄糖苷酶抑制剂类降糖效果相对较弱，临床应用可根据具体情况选择。

五、多种口服降糖药物 + 胰岛素

胰岛素也可和多种口服降糖药物联合应用，在联合用药治疗时，若需补充胰岛素的剂量接近生理量40单位/天，则说明患者胰岛功能严重衰竭，应及时改为胰岛素代替治疗。

5.中西合璧：互补长短疗效好

中医看糖尿病

中医对糖尿病的病因、发病机制、临床表现、综合防治等的阐述与西医有所不同。

一、糖尿病病因

从中医的角度上说，糖尿病的病因有两个：遗传因素导致的先天禀赋不足，也就是元气虚弱，这是决定能否发病的关键因素；饮食失节、劳倦内伤、情志失调等外因为此病的诱发条件，老年人的发病率较高，说明肾气虚为此病发病的重要因素；肥胖能够诱发此病，说明多湿多痰的脾气虚也是此病的诱因；妊娠期糖尿病是从侧面证实糖尿病的发病的确和气虚，特别是肾气虚有关。从这里我们也能看出来，糖尿病的发病原因有时是单一因素，有时是多种因素综合的结果。

二、糖尿病患者的临床表现

糖尿病患者的典型症状为"三多一少"，也就是"多饮、多食、多尿、体重下降"，但是不同类型的糖尿病临床表现不同。多数Ⅱ型糖尿病患者并没有显著的"三多一少"症状，但是疲倦乏力为多数糖尿病患者出现的症状。糖尿病患者出现的虚乏无力会贯穿糖尿病患者的整个病程，随着病情发展而加重。

三、糖尿病的发病机制

1. 阴虚为本，燥热为标。阴虚和燥热通常互为因果，燥热明显，阴就越虚，阴虚患者通常燥热表现更甚。此类患者的主要病变部位是肺、脾、肾，会对人体的上、中、下三焦产生影响，始终围绕患者体内的水液代谢、精血盈亏、输布为转机。肺、脾、肾三脏虽然会有所偏重，但通常相互影响。

热伤肺阴，津液就会干枯，不能敷布，因此出现多饮、烦渴不止；肺燥阴虚者，津液失于滋布，胃失濡润，肾失资源。

热胃伤阴，胃火炽盛、善饥多食、肌肉消瘦；胃热偏盛，会灼伤肺津，耗损肾阴。

热伤肾阴，肾阴不足，精气亏虚，导致固摄无权，精微不藏，多尿而频，或尿似脂膏或发甜。肾阴不足，阴虚火旺，会上炎肺胃。

所以，肺燥、胃热、肾虚常常同时存在。

2. 气虚为本，血瘀为标。血糖为饮食化生的精微物质，饮食的消化、吸收主要通过脾完成。脾气健运，饮食归于正化，运化正常，不容易生病；脾胃失运，那么血液中的糖就不能输送至脏腑，在血液中蓄积，蓄积到一定程度后就会通过尿液排出，导致尿甜、尿糖阳性。脾和肾之间是先后天关系，其中一个病变，另一个就会受影响，二脏俱损，病情更严重。

糖尿病患者出现的"三多一少"症状主要反映阴虚病理，实际上糖尿病的全过程虽然会伴随阴虚、燥热、湿热、血瘀、寒湿等病理变化，但它们是阶段性的，只有气虚病理贯穿整个病程。临床上，多数糖尿病患者都伴随着血瘀症。其血瘀的形成很可能为热灼津亏所致；或因气滞导致血瘀；或因气虚导致血瘀；或因阳虚寒凝导致血瘀；或因痰浊阻络导致血瘀。血瘀症状又会贯穿整个病程。

3. 气阴两伤、阴阳俱虚。该证时间过久，阴损及阳，表现为气阴两伤或阴阳俱虚，甚至肾阳式微之侯，如肺失滋润，久而久之，并发肺痨；肾阴亏损，肝失涵养，肝肾精血不能达到耳目，引发白内障、耳聋、雀盲。燥热内结，营阴被灼，脉络瘀阻，就会引发疮疖、痈疽。阴虚燥热内积,容易导致痰阻,蒙蔽心窍,引发中风偏瘫。阴损及阳,脾肾衰败,水湿潴留,泛滥肌肤,导致水肿。如果阴津耗损较大,虚阳浮越,表现为面红、头痛、恶心、呕吐、息深而长等症。最后由于阴竭阳亡出现昏迷、四肢厥冷、脉微细欲绝等。

四、糖尿病辨证分型治疗

1. 胃热阴虚型。主要表现为烦渴多饮,多食身瘦,口干舌燥,大便燥结,舌苔黄燥,脉滑数有力。治疗应以清热和胃、养阴生津为主。用药为花粉、麦冬、玉竹、生地、丹皮、知母、川黄连、玄参、生石膏、石斛、葛根等。如果大便干燥,可以加用大黄和黄芩;口渴烦饮,可加用北沙参和枇杷叶;心热烦躁可加用石莲子。

2. 气阴两虚型。主要表现为口渴多饮,五心烦热,尿频,尿如脂膏,气短乏力,舌红少苔,脉弦细数。治疗时应以益气养阴、健脾补肾为主。用药为花粉、生地、山萸肉、黄芪、麦冬、天冬、知母、蛤蚧、黄檗、鸡内金、萆薢、泽泻、淮山药、丹皮、茯苓。如果口渴,可加用生石膏;五心烦热可加用地骨皮、玄参。

3. 肾阴虚亏损型。主要表现为烦渴多饮,多食消瘦,尿频,尿浑如膏,腰膝疲软,头晕耳鸣,舌红少苔,脉沉细。其治疗应以滋阴补肾为主。用药为熟地、人参、杞果、山萸肉、天门冬、花粉、生黄芪。

五、糖尿病常见并发症

糖尿病是一种病因复杂的疾病,经常会引发多种慢性病,从中医脏腑辨证的角度说,脏腑功能会受到波及,病因以阴虚为主、燥热为标,相互之间产生影响,肯定会引发血液黏滞、营血不畅,此外,糖尿病患者如果喜欢吃肥甘厚味、辛辣刺激的食物,容易诱发气机阻滞,导致气滞血瘀。病程较久,会由气阴两虚转化成阴阳俱虚,津液进一步受损,正气变得更虚弱,引发推动无力、血行迟滞、血脉瘀阻更甚,血液黏稠度更高。血液黏度上升,微循环就会出现障碍,引发组织缺血缺氧,久而久之,脏腑功能就会失调,引发各种并发症。

临床上常见的并发症：胸痹胸痛，包括心血管病、冠心病；中风，包括脑血管病、脑血栓、脑梗死、脑溢血；坏疽，包括下肢血管病、闭塞性脉管炎；肢体麻木疼痛，包括上下肢体血管病、神经病变、末梢神经炎；痛疽：疮疖，包括皮肤感染；肝阳上亢，包括高血压；肾阳虚水泛而水肿，包括糖尿病肾病；眼底病变，包括视网膜炎、白内障、眼底出血；肺萎，包括肺结核；脾虚泄泻，包括自主神经紊乱、肠胃功能紊乱；糖尿病合并肝病，包括慢性肝炎、肝硬化。

中医在治疗糖尿病并发症时有一定的优势，能够根据脏腑辨证法调理气血阴阳，舒经通络，往往能够达到预期效果，采用中西结合方法，疗效倍增，最为稳妥。

中医在治疗糖尿病方面具有一定优势

早在很多年前，中医就对糖尿病的治疗做过阐述，针对的是糖尿病典型症状"多饮、多食、多尿、消瘦"，两千多年前的中医古籍中将其称作"消渴症"。

中医对糖尿病的认识和西医不谋而合，认为糖尿病的起因和体质、饮食、情致、环境等因素有关，认为人体素阴、饮食不节、形体肥胖、情致失调、劳欲过度都会导致人体阴阳失衡，燥热内生，引发肺、胃、肾三脏受损，发病机制以阴虚为本、燥热为标。

那么，中医治疗糖尿病都有哪些优势呢？

一、辨证施治

中医改善患者临床症状的效果明显，比西药更具优势。比如，有些糖尿病患者的血糖虽然很稳定，尿糖属阴性，但是仍然会觉得口干不思饮，疲乏无力，西医解释不了其中的缘由，也没有什么有效的治疗方法。从中医的角度上说，降糖只是治标的方法，并没有改变肾阴虚的"本"，主张从补肾、养阴、清热、利湿的角度控制病情，如六味地黄丸类药物就能够起到不错的效果。

二、防止慢性病

对于糖尿病慢性病的防治是中医的另一大优势。辨证施治，活血化瘀，综合调理之后往往都能收获满意的疗效。

三、辅助降糖

有些中药还具有辅助降糖之功，对于症状较轻的Ⅱ型糖尿病患者来说，在饮食治疗、运动治疗的基础上，可以单纯通过服用中药治疗；对于病情较重的糖尿病患者来说，可在西药的基础上配合中药治疗，既能够迅速降糖，也能够综合调理全身机能。

但是在使用中药降糖的时候，应当注意以下几点问题：

（1）通过中药治疗的过程中，饮食和运动治疗也是不能忽视的，不是说吃了中药之后就可以随意吃喝了。

（2）并不是所有的糖尿病患者都适合中药治疗。Ⅰ型糖尿病患者自身胰岛β细胞功能完全丧失，胰岛素分泌量绝对不足，必须通过补充胰岛素维持生命，到目前为止，还没有哪种中药能够代替胰岛素。

（3）不能单用中药、排斥西药。中西结合能够弥补中药和西药中的不足之处，虽然临床上患者使用的某些药物用的是中药的名称，实际上却是中西结合制剂，加工工艺良好的中西结合药物也是治疗糖尿病的良方。此类药物中所用的西药主要为优降糖。就拿消渴丸来说，每10粒中含优降糖2.5毫克。

（4）中药也有副作用，应当在医生的指导下辨证用药。

（5）到目前为止，世界范围内还没有发现能够根治糖尿病的良药，因此，糖尿病患者千万不要相信所谓的"根治糖尿病"的广告。

中西合璧才能最好地防治糖尿病

在治疗糖尿病的过程中，中药和西药都发挥出了各自的优势。中医讲究的是辨证施治，能够改善患者的自觉症状，在防治慢性并发症方面优势凸显；但是西药能够更好地控制血糖，在Ⅰ型糖尿病的治疗过程中只能依赖胰岛素。

常常会有患者向行医者提出这样的问题："中药和西药，究竟哪个疗效更好？"其实，这个问题是没有答案的，因为中药和西药并非站在对立面上，而是站在同一立场，针对的是不同的出发点。

西药起效快、作用明确，特别是它的降糖功效，中药根本无法匹及，几乎没有哪种纯中药具有明显降糖的功效；但是中医的辨证施治能够全方位调理，改善患者自觉症状、辅助降糖、防治慢性并发症。实际上，中西结合才是最好的治疗方法，能够取长补短、标本兼治。

中医治疗采用的是益气养阴、清热活血等原则，强调人体内环境的调理，进而改善人体代谢状况；中药的降糖效果慢，但作用持久，并且很多中药都具有调节之功，通常不会引发低血糖，相对副作用较小。

西医治疗糖尿病的方法为：通过药物刺激胰岛素分泌，增加胰岛素敏感性，降低葡萄糖在肠道中的吸收速度，增加体内组织对葡萄糖的利用，促进肝糖原合成，直接注射外源性胰岛素等方法达到稳定血糖的目的。

中西结合治疗糖尿病，西药能够维持患者的血糖、血脂、血压稳定，中药能够改善症状，防治并发症。所以，中西结合才是糖尿病的最佳治疗方法。临床上，轻度糖尿病患者可以在饮食、运动的基础上尽可能发挥中药的长处；而病程较长、血糖较高的糖尿病患者应当通过口服降糖药物、胰岛素等控制血糖，辅助使用中药改善患者自觉症状，防止、延缓并发症。

但是要提醒糖尿病患者，中西结合的方法虽好，但不能以偏概全，否则不但不能控制疾病，还可能会加重病情。患者在进行中西药结合的治疗方法时应当注意以下几点。

一、加用中药时不能擅自停用西药

有些糖尿病患者接受中药治疗或在某些医师指导下使用中药处方后，停用一切西药，单用中药，岂不知这种做法对于糖尿病患者来说是非常危险的。糖尿病类型、轻重不同，用药的原则也是不同的。对于某些患者来说，单纯使用中药很难奏效，如Ⅰ型糖尿病患者，只能够用胰岛素治疗，单纯使用中药很可能会导致酮症酸中毒，危及生命安全。

中药虽然具有一定的降糖之功，但却无法和西药相比，尤其对于胰岛素功能较差的糖尿病患者来说，单纯用中药控制血糖是不行的。

二、中药也有毒副作用

有些患者认为常服西药会伤及脏腑、组织，而中药安全无毒，实际上，这种认识是错误的。比如，国内有很多糖尿病患者长期服用龙胆泻肝丸之后出现肾功能衰竭，因为这种中成药配方中含有关木通，具有很强的肾毒性。实际上，临床上为患者使用的西药比较安全，对于肝肾功能正常的患者来说，使用的药物剂量在安全范围内，通常不会对肝肾产生伤害；反之，药物的使用不当，血糖不能得到有效控制，很容易诱发糖尿病并发症。

三、迷信中药偏方、验方

很多患者在听到某位庸医说自己有根治糖尿病的偏方之后，就急于购买、服用，停用正在服用的控制病情的药物。岂不知，很多江湖郎中不过是在中药里面掺杂了价格低廉、能够迅速降糖的西药，很显然，这类药物的疗效和安全性都是没有保障的。所以，糖尿病患者如果想要通过中医方法治疗疾病，一定要到正规医院找中医师。

四、中西是兼容，而并非排斥

很多西医大夫对中医理论体系持不屑态度；而很多中医大夫不接受西药"治标不本"、"毒副作用大"等缺点。患者经常会在看西医的时候只用西药，看中医的时候只用中药，对于患者病情的控制不利。中西医应当是兼容而并非对立的，排斥的态度是不正确的，将中西医疗法结合在一起才是最佳的。

哪些糖尿病患者宜通过中医方法治疗

中医、西医各有所长，他们的思维方法、理论体系等也是不同的，治疗疾病的过程中可以说是各有千秋，无法说出哪种治疗方法更好。

糖尿病患者服用西药之后，血糖会有效而迅速地降低，急性代谢紊乱也能够被及时纠正；中药药性平和，降糖功效较弱，在整体调理、改善症状、防治慢性并发症等方面优势突出，而且中药的毒副作用相对来说较小。

西医和中医结合的治疗方法能够取长补短，互补优势。那么究竟哪些糖尿病患者适合通过中医方法治疗呢？

一、血糖轻度上升的早期Ⅱ型糖尿病患者

现在，越来越多的人重视健康问题，并且很多公司、单位也会定期为员工做体检，体检的普及使得很多糖尿病患者在患病早期就被诊断出来。这些患者的共同特点为血糖不太高，并发症较少，多为老年人群、肥胖人群。对于这些患者来说，在饮食、运动治疗的基础上单纯通过中药治疗，就可以将血糖控制在理想的范围内。

二、对西药副作用耐受性差的患者

虽然西药见效快，稳定血糖的功效比中药好，但是西药的副作用较多，特别是胃肠道反应。对于某些血糖较高的患者来说，为了更好地控制血糖，通常会大剂量使用降糖药物，而长期大量使用西药不但会导致胃肠道反应，还会增加肝肾负担，此时如果配合中药治疗，将中药辅助降糖的功效充分发挥出来，就能够逐渐降低西药的使用剂量，有助于血糖的平稳。

三、"糖尿病前期"人群

"糖尿病前期"也称"糖耐量异常"，指的是血糖高于正常水平，但是却没有达到糖尿病诊断标准的中间状态，如果不对这种现象进行干预，任其发展，形成糖尿病的概率非常大。虽然耐糖量异常不能算是糖尿病，但是这个时候高血糖已经开始对身体产生损害。有资料显示，糖尿病大血管病变并不是出现在糖尿病确诊以后，很多病变在糖耐量出现异常的时候就已经发生了。

对于糖耐量异常的患者来说，首先要通过干预生活方式来控制血糖；之后可服用适量二甲双胍、阿卡波糖等西药，或是选择具有益气、养阴、活血之功的中药，如黄芪、丹参、葛根等，具体剂量可根据自身病情控制，这类药物能够延缓、阻止糖尿病前期转化为糖尿病。

四、血糖控制良好但症状没有得到明显改善的患者

经常有糖尿病患者遇到这样的问题：血糖虽然被控制得很好，但是仍然存在咽干口渴、疲乏无力、自汗烦热等症，这些皆为气阴两虚症状。对于此类症状，西医、西药并没有什么好的改善方法，但是中药却能够通过益气养阴、清热利湿等功效帮助患者改善不适症。

五、合并慢性并发症的患者

糖尿病并发症主要包括大血管和微血管并发症。其中，大血管并发症就是指心脑血管疾病、下肢大血管病变；微血管并发症主要包括糖尿病肾病、眼底病变、周围神经病变等。

通过综合治疗控制好血糖后，可以配合中医辨证的理论方法治疗，能

够大大降低糖尿病并发症的发生概率。比如，可以采用具有活血化瘀、清热解毒之功的中药和虫草制剂，能够降低尿蛋白的排出量，逆转早期糖尿病肾病，进而更好地保护肾脏功能。糖尿病视网膜病变的患者可以尽早采用具有补益肝肾、活血化瘀之功的药物治疗，能够促进眼底渗出吸收，提高患者视力，延缓病情。

治疗糖尿病常用的中药单方、验方、中成药

中医将糖尿病列在了"消渴病"的范畴，同时将"消渴病"分成了上消、中消、下消。其中，烦渴多饮被称作"上消"、多食易饥被称作"中消"、淋漓多尿被称作"下消"，辨证施治是中医的特色。去看中医，大夫会给你开适合你症状的方剂，下面就来介绍几种常用的降糖中药单方、验方和中成药。

一、中药单方、验方

冬瓜皮、西瓜片、天花粉。取冬瓜皮、西瓜片各15克，天花粉12克，一同放入水中煎服，能够改善口渴症状。

知母、麦冬。二者同用或单用均可，代茶饮用或煎服，适合口干多饮者。

黄芪地黄汤。取黄芪和生地各30克，用水煎服，每天一剂，具有滋阴益气之功，适合气阴两虚的患者服用。

鲜菠菜根、鸡内金。取新鲜菠菜根100克，鸡内金15克用水煎服，每天饮用2～3次。

苦瓜。食用或泡服均可，适合各种类型的消渴症患者。

冬瓜。取新鲜冬瓜1 000克，加适量清水煮熟后绞汁服用，能够显著

改善口渴症状。

葛根。单独煎服，也可以与其他药物同服，适合各种类型的消渴患者。

黄连。取生药9克，用水煎服或代替茶来泡饮，都能够减轻消渴症状。

山药。清洗干净后蒸熟，饭前1次吃完，每天吃2次，用于治疗糖尿病患者出现的口渴、尿多、多饥。

玉米须。取玉米须50克煎汤后代替茶来饮用，能够减轻消渴症状。

桃树胶、玉米须。取桃树胶15～20克，玉米须30～60克，一同煎汁，具有平肝清热、利尿祛湿、和血益气之功，用于治疗糖尿病。

人参。每天取3～5克的人参放到水中煎服，也可以泡水代替茶来饮用，能够改善消渴、乏力、虚弱等症，增强自身免疫力。尤其适合轻中度糖尿病患者兼肾气虚或气阴虚的患者，阴虚燥热的患者不宜应用。

二、降糖中成药

消渴丸。由葛根、天花粉、黄芪、生地、玉米须、南五味子、山药、优降糖构成，具有益气养阴、滋肾生津、降血糖之功。初服患者，每次服5丸，每天服2～3次，餐前口服，最大用量为10丸，每天3次。适合于脾瘅期、消渴期血糖较高的患者。口渴喜饮、多尿、易饥多食、消瘦、疲乏无力等气阴两虚的患者，服用此药的时候要注意，此药降糖功效较强，最初用量要小，老年患者慎用；本品不能和优降糖等胰岛素促泌剂同服；消瘅期患者及肝功能不全者禁用。

渴乐宁胶囊。由黄芪、黄精、生地、太子参、天花粉构成，具有益气养阴、滋肾生津之功。每次服用4粒，每天服3次。此药适合气阴两虚型消渴病的脾瘅期、消渴期，临床症状为口渴喜饮、易饥多食、疲乏无力、胸闷气短等。但是天花粉对肾脏有损害，对于需要长期服用此药的患者来说应当定期检查尿常规、肾功能，病情达到消瘅期的患者禁用。

玉泉丸。由葛根、生地、麦冬、天花粉、五味子、生甘草构成，具有益阴生津、止渴除烦、益气和中之功，每次服用5克，每天服4次。此药适合脾瘅期、消渴期患者，适应证为口干多饮、多食易饥、心烦失眠、汗多乏力、舌红脉细等。此药能够帮助患者改善症状、降糖、调节血脂。但是对于消瘅期患者来说只靠此药是远远不够的。

金芪降糖片。由金银花、黄芪、黄连构成，具有益气清热、生津止渴、降糖之功。每次服用7～10粒，每天3次，饭前服用，每两个月为1个疗程。

此药主要治疗气虚内热消渴病，主要症状为口渴多饮、多食易饥、手足心热、自汗盗汗、气短乏力、大便燥结等，适合中度Ⅱ型糖尿病患者。

降糖甲片。由黄芪、黄精、太子参、生地、天花粉构成，具有益气养阴、扶正固本之功。每次服用6片，每天服3次，用温开水送服。此药适合气阴两虚的消渴患者。

参芪降糖片。由人生皂苷、五味子、山药、生地、麦冬组成，具有益气养阴、健脾补肾之功。每次服用8片，每天服3次。此药适合轻度、中度Ⅱ型糖尿病患者，湿热证患者禁止使用。

石斛地黄丸。由天门冬、人参、茯苓、麦冬、熟地、生地、菟丝子、菊花、草决明、杏仁、山药、枸杞、牛膝、五味子、蒺藜、石斛、苁蓉、川芎、炙甘草、枳壳、防风、羚羊角、黄连等组成。具有滋补肝肾、养肝护肝、明目之功。每次服用4～6克，每天服用2次。此药适合早期糖尿病视网膜病变、糖尿病白内障患者。

仙灵骨葆。由淫羊藿、续断、丹参、知母组成，具有滋补肝肾、活血通络、强筋壮骨之功。预防量：每次服用1～2粒，每天服2次；治疗量：每次3粒，每天服2次，4～6周为一疗程。此药适合肝肾不足、血瘀阻络导致的骨质疏松症，非常适合老年糖尿病患者由于骨质疏松出现的腰腿酸痛症。

地黄丸系列。地黄丸系列的某些品种可用于糖尿病的治疗，如六味地黄丸，可以滋肾补阴，对糖尿病合并肾阴虚的患者有很好的疗效；金贵肾气丸适合肾阳虚型患者，对于糖尿病合并周围神经病变的患者来说效果不错。此外，杞菊地黄丸、明目地黄丸等也都非常适合糖尿病患者服用。

chapter 2

篇二
糖尿病患者的日常保健及调节

1.心宽病自去：心态与健康同在

初诊糖尿病，要懂得调整心态

有些患者在得知自己患了糖尿病之后，由于对糖尿病缺乏了解而产生出恐惧，觉得前路渺茫，一时间不知道自己该怎么办才好，于是产生出了别人怎么治自己就怎么治，别人吃什么药自己就抓什么药的心态，完全不考虑自身情况。

糖尿病患者缺乏对糖尿病知识的了解是非常可怕的，在治疗的过程中会走很多弯路，为了减轻糖尿病所带来的痛苦，更好地控制病情，一定要怀着正确的心态面对糖尿病。

初诊糖尿病患者通常会出现两种截然相反的心态：一种是爱怎么着怎么着吧，完全不在乎；另一种是过于在乎自己的病情，做什么事情都谨小慎微，还整天忧心忡忡。

对糖尿病不在乎往往是因为对糖尿病不了解，认为既然没什么显著症状，感觉自己和并发症之间存在着非常远的距离，便不控制饮食，也不按时吃药，导致病情迅速恶化。

而太在乎的患者通常是自己在为自己制造恐慌，认为得了糖尿病，这一辈子就"完了"，不但无法享受这大好生活，还得天天和药物打交道，甚至需要天天打针（注射胰岛素），心里觉得特别委屈。为了根治糖尿病，他们通常会走访名医,期待"灵丹妙药"、"家传秘方"的出现。

这类患者还会非常严格地控制自己的饮食,久而久之便导致了营养不良,血糖虽然没上去,整个人却越来越没精神,对疾病的防控非常不利。

初诊糖尿病患者应当懂得用正确的心态去对待病情。首先,要提高对疾病的重视程度;其次,不能惧怕疾病,秉承着"既来之,则安之"的心态,让自己身体的抵抗力慢慢强大起来。要知道,烦恼和悲观都无济于事,只会增添无端的烦恼,进而加重病情。

慢性疾病虽然不会像急性疾病那样发病迅速,症状显著,但这也并不意味着患者就可以藐视慢性疾病,虽然不被疾病吓倒是好事,但还应提高对疾病的重视,配合医生,合理控制饮食,结合运动和药物治疗,用积极乐观的心态对待疾病。

初诊糖尿病患者得知自己患上糖尿病之后,首先要清楚自己所患的是哪一类型的糖尿病,得到具体数据之后根据病情在医生的指导下用药。

初诊为糖尿病的患者,空腹血糖超过12.0摩尔每升时,应当及时使用胰岛素,渡过高血糖毒性难关,恢复患者体力、改善其症状,抢救早期受损但可逆的胰岛素细胞功能,很多患者对胰岛素缺乏正确的认识,因而拒绝使用胰岛素,岂不知耽误了最佳的修复胰岛素细胞功能的时机。

有些患者使用胰岛素3个月左右便可逐渐停用,改用口服降糖药物。由于糖尿病的发病原因非常复杂,治疗的过程中应当根据患者的具体情况,在医生指导下制定合理的个体化治疗方案。

抑郁可能会影响糖尿病足伤口愈合

英国一项新研究表明，人的心态可能和糖尿病足伤口愈合的速度、程度有关，这一结果说明常规治疗法治疗类似创伤的时候，可以介入心理治疗法。

糖尿病足溃疡为糖尿病常见的并发症，患者足部毛细血管、新陈代谢系统等会受到糖尿病的影响，进而出现功能失常，即便是很小的伤口也会导致溃疡愈合困难，症状严重的时候可能会需要截肢，甚至对生命安全构成威胁。

英国诺丁汉大学研究所人员曾经对 93 名糖尿病足溃疡患者进行了 5 年的跟踪调查，这里面包括 68 名男性患者和 25 名女性患者。研究人员对患者的生理、病情进行分析，同时检测患者唾液里面的皮质醇含量。皮质醇实际上就是一种可以显示出精神压力状态的激素。结果表明，精神压力较大，经常抑郁的患者溃疡伤口愈合的速度较其他患者慢。同时，寄希望自己"主导"伤口愈合的患者，伤口愈合速度也比较慢。参与了这个研究过程的维达哈拉教授说，心态过于急切对于糖尿病足伤口的愈合也是没有好处的，因为溃疡痊愈是需要时间的，如果总是在那儿眼巴巴地期望伤口愈合，就会产生沮丧心理，同时对伤口愈合速度产生负面影响。

心态消极、精神抑郁为什么会导致糖尿病足伤口愈合速度减慢，其缘由到目前为止还不得而知。虽然如此，糖尿病足伤口和类似创伤愈合过程中还是要保持轻松、顺其自然的良好心态。悲观、消极对待疾病的态度是不正确的，对于病情的康复也是不利的。

曾经有这样一则报道：两位糖尿病患者，一位是农村女性，拿着几个包子独自去医院做检查；而另一位是贵太太，在众多亲友的陪同下到医院做检查。检查结果出来了，两个人所患的都是Ⅱ型糖尿病。回家之后，农村女性每日照常吃饭、睡觉、吃药、干农活，慢慢地，也就忘记了最初的检查结果，一个月进行一次血糖监测；而那位贵太太呢，每天有专门的厨师为她烹饪"营养餐"，有专门的运动、用药计划，可那位贵太太虽然接受治疗，却终日愁眉不展。那位农村女性20年之后仍然健康地生活着，而那位贵太太在患病十年之后就死去了。

虽然这则报道不能证明心态就是治病的良药，但足以说明心态和病情的发展是有关系的，好的心态对于疾病的防控有着巨大的帮助。哪怕是健康人，如果终日惶恐也会抑郁而终的。

心情开朗，病情才能有效控制

虽然糖尿病的种类很多，但是每位糖尿病患者从确诊的那一天就心知肚明，糖尿病是不能去根的。糖尿病的出现严重影响到了患者的正常生活，很多糖尿病患者因此郁郁寡欢，对于病情的控制非常不利，糖尿病患者应当积极调整自己的心态，积极治疗，病情才能更快好转。

研究发现，糖尿病的发生发展和心理因素有很大关系，过度忧思、悲愤、恐惧等均会导致体内某些升糖激素升高，进而诱发或加重糖尿病及其并发症，甚至会引发某些急性并发症，如酮症酸中毒等。

糖尿病患者应当及时调整自己的心态，保持开朗的心情。糖尿病属于身心疾病，通过正确的心理调节方法，能够增加糖尿病人生活的乐趣，增强其战胜病魔的自信。凡是可以让人精神愉悦、放松身心的活动，糖尿病患者都可以积极参与，如放风筝、钓鱼、琴棋书画等。可以根据家庭生活情况采取适宜的方法，享受乐趣的同时有益病情的控制。

糖尿病患者应当积极治疗，对糖尿病的治疗持科学的态度，了解它的危害的同时提高对糖尿病的重视度，懂得治疗对于糖尿病患者来说是必要的。积极乐观地配合医生治疗疾病，自行调整药物剂量、维持药量等都是不正确的思想，有些患者认为定期检测血糖太麻烦，没有出现大的不适不需要复查，这是严重的认识错误。

糖尿病患者平时可以听一些舒缓、曼妙的音乐，节奏的快感能够帮助糖尿病患者振奋精神，缓解疲劳和紧张的情绪。音乐疗法能够改善糖尿病患者的情绪障碍，进而达到辅助治疗疾病的目的。

糖尿病患者由于需要接受长期的严格的饮食控制及终身药物治疗、血糖长期控制不佳而产生巨大的精神压力，心理障碍的出现也就不可避免，糖尿病抑郁主要表现为失落，对生活、工作、学习失去兴趣，精力衰退，容易失眠、多梦、疲劳、头痛等，注意力不集中，厌世等。

所以，控制血糖的同时，还应增强患者的心理治疗：糖尿病患者在了解了糖尿病不能根治，并且会引发多种并发症时，经常会担心自己眼睛瞎掉、脚会烂掉等，担心自己日后无法正常生活，对生活感到焦虑和恐惧，实际上，糖尿病并没有那么可怕，早期诊断后在正规医院里接受治疗，就能够很好地控制血糖、血压和血脂，并发症的发生概率也会大大降低或完全避免，患者完全能够过与正常人一样的生活。

长期血糖控制不佳会影响患者情绪，让患者丧失了治疗的信心，消极治疗更加影响血糖的控制，久而久之就形成了恶性循环，不利于糖尿病的治疗。血糖控制不佳时，要及时向医生寻求帮助，分析血糖控制不佳的诱因，改善血糖控制情况，这样一来，精神状态才能变好，血糖也会更平稳。

糖尿病患者面对低血糖不适时经常会觉得尴尬，如手抖、迫不及待地想吃东西等，此类患者要加强对血糖的监测，正确认识低血糖，降低、避免低血糖的发生。

还有些糖尿病患者抑郁寡欢的原因是经济困难，这也是患者中断治疗的主要原因，应当积极接受正规治疗，国家如今已经有了健全的医疗保障制度，完全能够将医疗费用降至患者能接受的范围。

人生之路不会那么一帆风顺，总会遇到困难和挫折，烦恼、痛苦是不可避免的，消极度日也是一天，积极度日也是一天，与其终日哀声叹气，不利于病情的控制，不如积极调整心态、接受治疗，及时稳定病情。

生气升血糖，心宽病自去

糖尿病虽然属于终生疾病，但是患者在通过饮食控制、运动治疗、合理用药的综合治疗之后，血糖会下降到理想的水平。不过有些患者却常常要忍受血糖忽低忽高、血糖不稳等困扰，相关专家解释说，上述异常很可能和患者的心理因素，即情绪变化有关。

相关资料显示，由于心理因素发病的糖尿病患者占60%以上，生气、恐惧、悲伤等情绪都可能导致精神紧张、剧烈心理冲突，而众多不良情绪中，生气对糖尿病患者的影响是最大的。因为人在生气的时候交感神经会高度紧张、兴奋，机体为了应对这一刺激，必须短时间内做出反应。这个迅速的反应过程会从两个方面导致血糖上升：在大脑的调控下，儿茶酚的释放量会提高，肾上腺分泌出更多的肾上腺素，肾上腺素分泌量过大，肝糖原就会转化成葡萄糖释放到血液里面，进而提高了血液中葡萄糖的浓度；为了保证机体应激过程中所需的能量充足，机体会抑制胰岛素分泌，势必会提升血糖浓度。

健康人生气之后，胰岛素分泌会逐渐恢复到正常状态，使得血糖慢慢降下来，但是糖尿病患者的胰腺一时间难以分泌出足量胰岛素，血糖就会维持在高水平上不下降，时间一久，糖尿病患者的病情就会加重，因此，糖尿病患者莫生气，让心胸更加开阔些。

生气是一种消极的态度，也是糖尿病患者的天敌，即使对于处在治疗阶段、病情相对稳定的糖尿病患者来说也是不利的。很多人都会有这样的体会，持续一段时间因为某些事情生气、沮丧会加重糖尿病病情，所以及时调整心态，乐观处事是非常重要的。

"心宽病自去"，糖尿病患者千万不能因为自己患了糖尿病或者糖尿病引发的各种不适而胡乱对周围人发脾气，因为这个发脾气的过程很容易导致血压不稳。

调查显示，脾气暴躁的糖尿病患者的血糖控制要比普通患者难得多，因为这些患者在遇到不顺心的事情时往往会忘记自己的病情，气急暴躁，大怒，血糖飙升，引发一系列不适，对于血糖的控制不利，长期如此，容易诱发糖尿病并发症。

实际上，并不是说糖尿病患者就没有了生气的权利，难道遇到不开心的事情只能在心里闷着吗？当然不是，闹情绪是每个人都不可避免的，应及时调节。生气的时候尽量不要再往深处想了，很多时候，火气是一点点上升的，不开心也是自己想出来的，出去散散心，听听相声、看看小品，哈哈大笑一阵，不开心也就烟消云散了，趁着"火气"还小的时候将其"扑灭"，就能够预防生气引发的高血糖了。

生活就像橡皮筋，不能绷得太紧，否则弹性会下降，容易断裂，宽心才是养生保健的王道，松紧适度，橡皮筋才不容易断裂，疾病才能被控制，你也就能更早地体会到什么是健康。

控制血糖的"心理处方"

糖尿病患者有着特殊的心理特点,药物治疗的同时配合心理疏导能够起到非常好的治疗效果。研究表明,不良情绪容易诱发糖尿病,人体情绪受大脑边缘系统调节,大脑边缘系统又要调节内分泌、自主神经,心理因素会通过大脑边缘系统和自主神经对胰岛素的分泌产生影响。

人在处于紧张、焦虑、恐惧、惊吓等应激状态时,交感神经会变得兴奋,胰岛素的分泌会受到抑制。交感神经还会在此时作用于肾上腺髓质,导致肾上腺素分泌量大增,间接地对胰岛素的分泌、释放产生抑制,进而引发糖尿病。糖尿病患者也会表现出其特殊的心理,可以针对这些不同的心理进行疏导,以促进疾病的康复。

一、怀疑、否认心理

初诊糖尿病患者通常还不能接受这一事实,对诊断结果持否认、怀疑态度,否认自己得病,拒绝接受治疗,饮食方面也不多加注意,或者认为自己只不过是血糖高了点,身体并无大碍,导致疾病越来越严重。

心理处方:处在这个阶段的患者急需心理疏导,医生一定要改变患者的错误认知,让患者尽早地接受现实,对其进行一定的鼓励,让患者能够看到希望。医生或家人应当详细地为患者介绍糖尿病的相关知识、糖尿病的危害,以及治疗不及时可能导致的并发症,帮助患者认识疾病的发生发展,提高患者对饮食、运动、用药的重视程度,让患者尽早改变怀疑疾病、拒绝治疗、不在乎等心态。

二、失望、无助

患者一旦被确诊为糖尿病，就要终生依赖药物治疗，否则会危及生命。青少年可能会因为患了糖尿病而感到愤怒，再加上终生控制饮食，更加重了青少年的愤怒情绪，治疗上也是消极态度。有的青少年认为患病为父母遗传所致，常常会因此针对父母。

心理处方：这个阶段的心理疏导工作是非常关键的，对于患者的错误认知的改变是有好处的。医生应当耐心地为此类患者介绍相关糖尿病知识，帮助他们认识疾病的发生、发展，加强患者对饮食、运动、用药的重视程度。

三、恐惧心理

糖尿病不但终生难以治愈，还可能出现一系列并发症，再加上患者对糖尿病的相关知识知之甚少，对糖尿病产生了很多误解，由此产生出焦虑、恐惧等心理，常常会影响自己的将来，惧怕死亡，对治疗过分担心，精神高度紧张，失眠。

心理处方：及时与患者沟通、交流，了解患者出现焦虑、恐惧等的原因，通过语言技巧让患者尽快稳定情绪，给予患者鼓励和支持，帮助患者了解糖尿病相关知识，同时对糖尿病患者的疾病治疗过程给予适当的指导。鼓励患者进行体育锻炼，让其转移其消极心境，让患者成为情绪的主人，懂得正视自己的病情，进而缓解心理障碍。

四、自责自罪心理

患者在得知自己患有糖尿病之后，常年治疗需要大量金钱，可能会导致家庭经济拮据，进而自责内疚，总觉得自己对家庭造成了负担。

心理处方：要告诉患者，虽然目前还不能根治糖尿病，但合理控制饮食、适当运动、科学用药、控制好情绪，就能够很好地控制病情，使得患者可以和正常人一样工作、生活、学习。

五、悲观厌世、自杀心理

患病时间过长，并发症多而重，治疗效果不是很好的患者，容易对治疗产生对立情绪，认为没有方法能够治疗疾病，迟早都会死，于是不配合治疗，不信任医护人员，产生冷漠、厌世等态度。

心理处方：医护工作者、家人应当用温和的语言与患者谈心，合理地为患者提供治疗信息，帮助患者重新树立治疗的信心，鼓励患者战胜病魔，在患者出现自杀念头的时候，一定要严防患者自杀行为。

糖尿病患者应做好自我心理调节

身边的人再亲密也不可能一直陪在你的身边，所以对于糖尿病患者来说，尤其是老年糖尿病患者，不能总是依赖家人对自己的关心和照顾，还要懂得进行自我心理调节，调节出好心情，病情也就会更稳定。下面就来介绍一下具体的自我调节的方法。

一、明确糖尿病不可根治但可控制

首先，糖尿病患者应当明白，到目前为止，世界范围内还没有发现可以根治糖尿病的方法，但是，糖尿病是一种可以被很好地控制住的疾病，正视它并科学地看待它，血糖就能够被很好地控制住，防止或延缓糖尿病并发症的发生、发展。

二、懂得为自己"解压"

糖尿病患者看到医生的时候，都会问医生："我的病情严重吗？"实际上，这就是糖尿病患者精神紧张的表现。通常情况下，采用科学的方法治疗糖尿病，保持血糖的平稳，疾病往往不会向严重的方向发展。不管病情是轻是重，都要积极治疗。消极懈怠、精神紧张，血糖是很难被控制的，糖尿病并发症也会接踵而至，最后导致严重而不可逆的后果。

三、树立正确的观念

有些糖尿病患者认为自己能吃能喝的，不用太注意什么，这种心态也是不正确的。糖尿病本就是吃出来的疾病，虽然糖尿病患者刚开始确诊时不会致残，也不会威胁生命安全，但是，如果等到并发症出现时再忌口，即使采取相应的治疗措施也是很难治愈的。

四、加强自我锻炼、自我管理

有些糖尿病患者认为"只抽一支烟没关系"、"多喝一口酒不会有事"，实际上，这些侥幸心理都是不正确的。糖尿病患者应当加强自我管理，限制饮食，戒烟限酒。此外，还应当改掉自己懒散的毛病，积极参加体育锻炼，增强身体抵抗力。

五、保持稳定的情绪

情绪波动过大也会导致血糖上升，因此，糖尿病患者一定要控制好自己的情绪，不能因为大事小情闹情绪，保持开阔的心胸，大事要商量，小事不要放在心上。工作上不要过分追求名利，斤斤较量，任何人的工作都不是一帆风顺的，总会遇到不公平、不顺心的事情，而如果在这些事情上过多地浪费心思，情绪激动，很可能会导致血糖波动，加重病情。要有处之泰然、淡泊名利之心，将身体健康放在首位。

六、克服麻痹思想

由于糖尿病属于终身性疾病，很多患者由于病情拖延的时间较长而对疾病持冷漠态度，饮食上不严格控制，自我监测也时有时无，药不按时按量吃，也不检测血糖，甚至像没生病的人那样"不管三七二十一"，岂不知，这种麻痹思想只会导致血糖波动或升高，诱发糖尿病并发症。因此，糖尿病患者一定要杜绝这种麻痹思想，了解糖尿病的相关知识，积极控制疾病，提高自己的生活质量。

七、不要"嫌麻烦"

有些患者患上糖尿病之后，总是持着"不耐烦"的心理，认为要控制饮食、加强运动，按时服药，还要检测血糖、尿糖等麻烦得很，可正是因为这些过程，才得以稳定血糖，糖尿病患者一定要有足够的耐心，克服"麻烦"心理，不能将糖尿病的治疗过程看成是负担，及时转变观念，坚持不懈就会习惯。

八、丰富自己的业余生活

糖尿病患者应当多与人交往，进行有益活动，生活丰富起来，人的心情就会变得舒畅，精神也会愉悦起来，紧张和烦恼一去不回，这对于血糖的控制非常有好处。糖尿病患者之间的交流、交往，能够增长控制糖尿病的经验，并且相互之间的鼓励对于糖尿病患者增强治病的信心也是非常重要的。

糖尿病患者心理变化及应对措施

影响糖尿病患者心理状态的因素有很多，如年龄、性格、患者自身糖尿病知识水平、家庭、社会环境等。

一、不同年龄的患者采取不同的应对措施

年龄越小的糖尿病患者（婴幼儿除外）对于身患糖尿病这一事实的反映越强烈，因此，年龄越小的糖尿病患者越应当注意心理调节；年龄大些的糖尿病患者虽然对身患糖尿病这一事实反映不那么强烈，但是容易产生不良心理反应，而这一反应是很难调整的。

对于儿童糖尿病患者来说，父母应当积极乐观地辅助孩子的治疗过程，千万不能消极、焦虑，否则会将情绪传递给孩子，还要想办法让孩子接受糖尿病这一事实。

对于处在青春期的青少年来说，此时本就会出现复杂的心理变化，若患有糖尿病，青春期就会更难度过，处在这个时期的孩子渴望独立，父母越是呵护，孩子就会越反抗，因此，父母应当允许孩子自己照顾自己的疾病，如调整胰岛素、进行血糖检查等。但也不能绝对放任自由，还应适当地鼓励、帮助孩子控制病情。

对于成年糖尿病患者来说，工作任务繁重，家庭负担沉重，他们希望自己能够为家庭做贡献，因此，此时患上糖尿病的他们会担心自己过早失去工作能力。在糖尿病患者特殊的生活方式和工作之间出现矛盾时，他们会将重心放到工作上。此时的患者应当及时向医生反映自己的情况，正确地认识、了解糖尿病对人体的影响，明白防治糖尿病的意义，知道要拖延糖尿病很可能会导致失明、截肢，甚至死亡等严重后果。

对于老年人来说，他们最大的心理需求就是得到晚辈尊重，害怕自己的权威被动摇。老年糖尿病患者生活上的限制很多，使得他们有种不被尊重的感受，开始拒绝合作。所以，对于老年糖尿病患者来说，关心、关爱、耐心是必需的，家人应当尽量安排好老年糖尿病患者的饮食，同时让他们参加一些有意义的活动，如老年旅游、老年合唱等，让他们充分体会自己的生存价值。

二、不同性格的患者应采取不同的应对措施

性格开朗、大大咧咧的患者通常容易麻痹大意，性格内向、小心谨慎的患者容易悲观失望。对于前者来说，应当经常同糖尿病并发症患者进行交流，以提高对糖尿病的重视程度；对于后者来说，应当积极参加集体活动，避免孤独。

三、对糖尿病的了解程度对心理产生的影响

很多糖尿病患者并不了解糖尿病，认为自己总有一天会失明、患尿毒症等；有些患者认为糖尿病没什么大不了，该吃什么吃什么，该喝什么喝什么；有些患者将一切责任都推卸到医生的身上，对医生感到失望、愤怒。因此，糖尿病患者在调节心理的过程中，一定要充分了解糖尿病的相关知识。

四、患者家庭、社会环境对心理状态的影响

有些家庭对糖尿病成员过分谨慎，过度苛刻，这种做法会让糖尿病患者产生"生不如死"的想法。家属要懂得适可而止，只要患者日常生活中可以严格管理自己就可以了。

2.防患于未然：习惯决定疾病的发生与发展

生活不规律是糖尿病发生发展的重要诱因

我们都知道，糖尿病是不能被根治的，一旦患上糖尿病就要保持良好的心态，积极治疗，此外，生活不规律也是糖尿病发生发展的重要诱因。

虽然糖尿病具有一定的遗传性，可实际上，多数糖尿病患者都不存在家族遗传，而是由于生活不规律所致，工作繁忙、压力大，常常饥一顿饱一顿，到了吃饭的时间也吃不上饭，要么凑合一顿，吃些薯条汉堡，喝些可乐、雪碧；要么吃饭的时间过了，反而大吃大喝，吃饱喝足后直接躺在一旁，不愿运动，身体上多余的能量变成脂肪，躺在床上还是不能好好休息，思量着工作上的诸多事宜，第二天，重复上述过程。

周末、节假日，终于可以松一口气了，躺在床上大睡不起，睡到次日中午，时间一久，整个人开始发福，肚子越来越大，虽然表面上红光满面、身体健康，一体检才发现脂肪肝、高血压、高血脂、高血糖都跟着"凑热闹"，有的人甚至直接被检查出糖尿病。可能有些患者到了糖尿病及其并发症一同出现时都还不知道诱因是什么。

专家分析，长期摄入高油脂、高热量食物，不注意锻炼身体，工作压力大，经常加班熬夜，蔬菜粗粮摄入量过少均可能诱发糖尿病。油炸食品的摄入过多过久容易导致各种代谢类疾病；工作压力过大容易导致胰腺功能损伤、肾上腺素紊乱，进而引发糖尿病。长期不吃主食，人体消化代谢就会出现异常，进而诱发代谢性疾病。

患上糖尿病后，为了控制血糖稳定，预防并发症，更应当规律生活，控制饮食，适当运动，控制体重。每天规定吃饭的时间和进食量、进食参数；每天工作、学习的量大致相同；每天运动的时间和运动量大致相同；不能加班熬夜，一定要保证充足的睡眠，每天作息时间大体相同；维持体重在标准或接近标准的范围内，对于肥胖患者来说，还要制订一系列减肥计划；出现特殊情况，如旅游，难以保证规律生活时应当灵活调整药物、饮食、运动。

由此可见，不规律的生活对于人身体健康的危害是非常大的，那么如何规律生活才能预防疾病的发生呢？

首先，生活不能过于紧张，时刻保持好心情，遇事莫着急、莫生气，保持正常的生物钟节律。

其次，平时尽量避免高热量食物的摄入，保证低糖、低盐、低脂、高纤维、高维生素饮食。定期进行身体各方面指标的监测，及时纠正可能会诱发糖尿病的现象。体重增加的时候，要及时限制饮食，适当增加运动量，尽早恢复正常体重。戒烟限酒，杜绝一切不良生活习惯。

最后，尽早发现无症状性糖尿病，尤其是中老年人，要定期进行常规项目体检，一旦出现糖尿病可能的诱因，如性功能下降、视力下降、多尿、白内障等，尽早测定血糖，及时治疗。

特殊人群的特殊保健方式

糖尿病是常见的代谢类疾病，发病的主要原因为胰岛素分泌不足、胰高血糖素分泌过多所致。多出现在 40 岁以上，喜欢吃甜食而导致肥胖的患者身上，经常会伴随着家族史，所以和遗传有关。少数患者和病毒感染、自身免疫反应有关，主要表现烦渴、多饮、多尿、乏力、多食、消瘦等。症状严重的时候会出现酮症酸中毒，经常会并发急性感染、动脉硬化、视网膜微血管及神经病变。下面就为糖尿病患者介绍一下日常的特殊保健方式。

一、特殊饮食

饮食上要严格控制碳水化合物的摄入量，控制主食、忌糖。症状较轻的糖尿病患者通过饮食治疗就能够控制病情。症状较重的糖尿病患者在注射胰岛素后，通过合理的饮食治疗也能够稳定病情。

具体做法就是要严格控制糖的摄入量，糖果、饼干、甜点、蜜饯等，必须吃的时候要进行主食交换，也就是说主食的摄入量要相应减少。平时吃饭也要控制主食的摄入。对于大苦、大寒、大热、大辣食物，应当绝对禁止，防止加重病情。

糖尿病患者体内的代谢相对紊乱，蛋白质分解过快，大量丢失，因此可能会出现负氮平衡，膳食中应当适量补充鱼、肉、蛋、奶、豆制品。对于脂肪，肥胖患者每日脂肪的摄入量不宜超过 40 克，普通患者可以保持 50～60 克的摄入量。为了预防动脉硬化，患者日常食用的烹饪菜肴最好选择植物油，限制高胆固醇食物摄入，尤其要少吃脑髓、蛋黄、动物内脏等。

患者在减少主食的摄入量之后，维生素 B_1 的摄入量会大大降低，容易引发神经系统疾病，因此应当注意补充维生素 B_1。新鲜水果、干果等都可适量食用。

少量服食蜂蜜能够降低血糖，和疾病相宜。糖尿病患者应当多摄入蔬菜，如白菜、芹菜、橄榄菜等，糖尿病的恢复是非常缓慢的，因此，饮食疗法应当持之以恒。

二、针灸疗法

主穴包括脾俞穴、肾俞穴、肺俞穴、膈俞穴、胃俞穴、三阴交穴、照海穴、少商穴、中脘穴、关元穴，采用平补平泻的方法，留针20分钟，每天1次。

尿糖阳性的患者，取足三里穴、三阴交穴、关元穴；糖尿病合并高血压脑病患者，取百会穴、风池穴、曲池穴、足三里穴、太冲穴；糖尿病并发坏疽的患者，取曲池穴、足三里穴、八风穴、三阴交穴；有视网膜病的糖尿病患者，取承泣穴、四白穴、巨髎穴、三阴交穴、足三里穴、内庭穴；伴随着局部坏疽，创口长时间不愈的患者，取关元穴、气海穴、足三里穴、肾俞穴、脾俞穴等，灸法治疗。

三、推拿疗法

尿糖阳性患者，可捏脊柱两侧，揉背部俞穴，捏捻脚趾；合并高血压脑病的糖尿病患者，可按督脉，揉捏背部膀胱经，对左右进行分推；伴随着视网膜病的患者，按、推、抚上丹田，点按双眼内眦处，轻揉上、下眼睑。

四、精神保健

确诊为糖尿病后，患者应抱着正确的态度，提高自己的自信心，坚信自己能够战胜病魔，不能精神萎靡，不愿意工作、运动，终日卧床不起。各个方面都应注意，不能过度劳累、过喜过忧，因为这些因素都有可能导致内分泌紊乱，对于血糖的控制没有好处。

五、药物保健

优降糖、达美康、胰岛素等降糖药物应当在医生的指导下使用,定期对血糖、尿糖、肝功能、血常规等进行化验,防止出现不良反应。伴随高血压、高血脂等症时,应对症治疗,可以采用中西结合的治疗方法,效果可能会更理想。

做好卫生,为身体"消毒"

我们都知道,糖尿病的治疗是个非常漫长的过程。治疗的过程中,糖尿病患者除了要根据医生给予的意见从饮食、运动、药物治疗等方面控制病情,还要搞好个人卫生。

糖尿病患者应当从各方面加强注意,好习惯对于糖尿病患者病情的控制有很大的帮助,很多人患上糖尿病之后仍然想干什么就干什么、想吃什么就吃什么,完全不遵从医嘱,也不讲个人卫生,认为自己既然生病了,就要多注意休息,疾病的防控靠吃药就行了,卫生做不做都可以,实际上这样的观点大错特错。

那么糖尿病患者为什么要做好个人卫生呢?下面就为大家详细解释一下。

1. 糖尿病患者应当注意勤洗澡、勤换衣,保持皮肤的清洁,以免皮肤化脓感染;女性用化妆品也可能会引发感染,男性刮脸的时候一定要小心,防止弄破皮肤引发感染。

2. 注意口腔卫生。有些糖尿病患者自从患病之后变得懒惰,认为刷牙是可有可无的过程,即使出去见人也不用以牙示人,刷不刷牙别人都不会注意到的，这种观点是不正确的。实际上，糖尿病患者容易并发牙周病、口腔真菌感染等，因此，应当时刻保持口腔卫生，做到睡前、早起后刷牙，餐后还需漱口，严防口腔并发症。

3. 糖尿病患者容易出现合并泌尿系感染，特别是女性患者，因此一定要注意外阴的清洁，便后和性生活后及时清洗局部，对于尿路感染的预防有一定作用。

4. 做好脚部位卫生。糖尿病患者容易并发动脉硬化，糖尿病患者出现足坏疽的概率比非糖尿病患者高很多。可能足部只是出现轻微损伤，但却会诱发感染，出现坏疽，甚至截肢。所以，对于每位糖尿病患者来说，足部护理非常重要。

实际上，卫生对于各种疾病的防控都是有益的，处理好个人卫生，各种感染的发生概率都会降低。

在很多年以前，当人们还没有发现"消毒"这一过程时，多数动过手术的患者不是因为疾病而死，而是因为手术的过程中未经过"消毒"这一步骤，使得感染加重，导致死亡。由此可见，有好的、正确的治疗方法固然重要，但消毒、杀菌的步骤也是非常重要的。

日常不用经常做消毒、杀菌的工作，因为人体中的细菌分成有益菌和有害菌两种，经常消毒、杀菌会连同有益菌一同杀灭，这样做对人体健康也是无益的。日常生活中，我们只要做好卫生工作，每天按照正确的方法对身体做清洁，那么有害菌的存活概率就会大大降低。

举个例子来说，糖尿病患者的足部出现了小的伤口，如果患者的脚部清洁工作做得非常好，及时到医院处理，伤口很快就会愈合；可如果患者的脚部卫生本身做得就很差，到了医院时就很可能被检查出感染，加重创伤，使得伤口不易愈合。

所以，无论从哪个角度来说，清洁卫生对于健康、疾病的恢复都是非常重要、不可或缺的环节，患者千万不能因为身体出现不适而忽视了这个过程。

让进食的节奏慢一点

自从"麦当劳"、"肯德基"等"洋快餐"进入中国之后,中国人吃饭的速度也越来越快,"狼吞虎咽"取代了"细嚼慢咽"。在我们的周围有很多吃饭速度相当快的人,有时候我们和他们一起进餐也会不得已跟着他们加快进餐节奏,但长期如此,对健康的损害是比较大的。

美国的一项研究表明,和吃得较慢的人比起来,吃得快的人更容易出现胃肠倒流。导致食管反流的时候,胃中的东西会反流到食道,其中的胃酸会腐蚀食道,引发更加严重的健康问题。

"狼吞虎咽"还会导致体重增加。美国罗德岛大学进行了一项研究,他们邀请30位正常体重的女性,要求她吃一顿有番茄酱、面包的午餐。第一次,让她们"狼吞虎咽"直到吃饱为止;第二次让她们细嚼慢咽,慢慢品尝。结果,当她们吃得非常快时,9分钟之内消耗2 700千焦热量;慢慢进食时,29分钟之内仅消耗2 400千焦热量。并且,当吃得过快时,难以有饱腹感,同时容易产生饥饿感,体重则明显增加。

对于糖尿病患者来说,细嚼慢咽也是非常重要的。英国《每日邮报》报道,立陶宛大学的一项研究显示,吃饭细嚼慢咽不但能够避免消化不良,还可以降低罹患糖尿病的概率。这项研究由立陶宛大学健康科学学院研究人员完成,他们对234名Ⅰ型糖尿病患者及468名健康者进行分析。研究人员发现,吃饭狼吞虎咽者152罹患Ⅱ型糖尿的概率为其他人的2.5倍。很可能是进食过快容易导致肥胖,进而容易生病所致。

研究还发现,如果将其他因素,如肥胖、饮食、吸烟、家族性疾病等考虑进去，得到的结果和之前一样。

近些年来，Ⅱ型糖尿病患者的数量在逐渐增多，已经成为全球性流行病，遗传因素、环境因素对此病都会产生作用，人们可在找出可控因素之后降低糖尿病风险。

我们都知道，糖尿病发病复杂，此病通常会伴随高血糖和长期代谢紊乱，甚至会导致全身组织器官，尤其是眼、肾功能衰竭，对人们的生命安全构成了威胁。所以，糖尿病的护理非常重要，细嚼慢咽就是护理之中的重要步骤。

大家都知道，"细嚼慢咽"是我们中国的传统说法，它是一门学问，非常关键，对身体大有好处。很多白领阶层就是由于工作繁忙，为了节省时间，吃饭速度过快，成了糖尿病的高发人群。虽然现在提倡细嚼慢咽，但仍旧有很多人吃饭的速度很快，认为细嚼慢咽就在浪费时间，但是对于糖尿病患者来说，吃饭还是不宜太快的，因为吃饭速度过快容易导致血糖上升。

糖尿病患者摄入的食物量通常是经过计算的，其营养成分应该能够被充分吸收、利用。吃饭过快，营养素的摄入量就会降低，并且，狼吞虎咽对于胃肠道等消化系统也会带来伤害，咀嚼的程度不同，会直接对糖尿病患者吸收营养成分的速度产生影响，对于糖尿病病情的控制、治疗都是不利的。

当然了，也不是说吃得越慢越好，因为消化酶的分泌是有高峰期的，通常这个高峰会维持十几分钟，分泌高峰时，消化酶浓度最高，就能够达到最佳的食物消化点，对于营养元素的吸收也是非常有益的。

用餐的过程，胆汁会"分批"进入肠道，胆汁分泌量不足，脂肪就不能够被充分消化，容易导致脂肪堆积，引发肥胖，糖尿病患者应当养成良好的饮食习惯，尽量不要狼吞虎咽，这样才可以保证营养成分的充分吸收，同时稳定血糖。

患者如果实在难以控制自己的进餐速度，可以改变进餐方法：喝汤的时候不要端着碗喝，一勺勺地喝；吃饭时一口口地吃，避免狼吞虎咽；盛饭的时候最好一次盛好，避免一点点盛饭；吃完碗里的饭后，最好放下筷子离开桌子；杜绝打扫剩饭菜；吃饭的时候最好坐在餐桌前，不要边走边吃，或者一会儿在这儿吃一会儿在那儿吃；专心吃饭，不能边吃边干活，也不要边看电视边吃饭。

饮酒弊大于益，早戒早健康

很多人对于糖尿病患者该不该饮酒这个问题知之甚少，那么糖尿病患者到底能不能喝酒呢？

有的认为，喝酒没关系，只要减少饭量就成了，利于控制饮食。实际上，这种认为是错误的。虽然饮酒可以在一定程度上活血化瘀、舒经通络，但总的来说酒精对于糖尿病患者是弊端多于益处。

酒的种类非常多，但是其主要成分都是酒精，啤酒的酒精度为 3.1%～3.5%，白葡萄酒含 12%，红葡萄酒含 14.4%，苹果酒含 15%，白兰地酒含 40%，二锅头酒含量高达 65%。不纯的劣质酒精还含有少量具有毒性的甲醇。

那么长期饮酒对于糖尿病患者都有哪些危害呢？

1. 容易导致低血糖。空腹饮酒容易导致低血糖，酒精会抑制肝脏糖原异生和糖原分解，使得血糖的自动调节机制受到损害，进而抑制降糖药物的分解和排泄过程，引发低血糖。

糖尿病患者喝酒的时候应当吃些主食，不能空腹大量饮酒，尤其对于晚上注射中、长效胰岛素的患者，或者是口服降糖药物的患者。

2. 酒精中毒。酒精进入肠道不经过分解迅速被人体吸收，通过血液循环进入肝脏中，经过氧化分解之后变成乙醛。乙醛很容易在体内蓄积，引发一系列的酒精中毒症状：恶心、呕吐、头晕、头痛等。

3. 酒精容易引发高脂血症，诱发脂肪肝。饮酒过量会导致血脂升高，加速肝脏里面脂肪的合成、堆积，引发脂肪肝、肝硬化等。此外，血脂升高，还会促进血管壁动脉硬化。

4. 酒精性酮症酸中毒。糖尿病患者饮酒过量会导致酒精性酮症酸中毒，甚至会危及生命安全。

5. 高尿酸血症。糖尿病患者通常会伴随着高尿酸血症，饮酒会加速血尿酸的升高，引发或加重痛风。

6. 破坏胰腺。酒中的乙醇会对胰腺产生破坏，使得本来已经受损的胰腺功能再度受到重创。

7. 加速严重低血糖症。血糖的主要来源为餐后从食物中摄入，或空腹由肝糖原异生。酒精会抑制肝脏糖异生作用，酒精对于糖尿病患者会产生很多影响，而最重要的影响就是酒精会导致严重低血糖。

8. 掩盖低血糖症状。一般情况下，血糖降低时，人体会产生出心慌、手抖、饥饿、出汗等反应，临床上将其称之为低血糖反应，患者出现轻微低血糖如果不及时处理会引发严重低血糖。此外，糖尿病患者饮酒过程中出现的昏迷很可能是低血糖所致，容易被人误以为是喝醉了而不放在心上，以至于酿成大祸。

9. 其他。酒精可能会导致血液中的甘油三酯上升；会增加氯磺苯脲的降糖功效；伴随神经并发症的糖尿病患者过量饮酒会加重神经病变症状；酒精会降低糖尿病患者的判断能力，使得患者忘记注射胰岛素或服药、进食等；酒中的酒精和其他成分所含能量较高，可能会影响正常的饮食，引发饮食紊乱。

此外，饮酒还会打乱正常的饮食计划，使得血糖不受控制，所以，糖尿病患者一定要高度注意。适量饮酒的时候，应当尽量保持每日摄入热量和各种营养成分的比例保持相对恒定，防止进食不足或过量。

酒精虽然属于高热量饮食，但实际上这些热量不能被人体充分、有效地利用，也不能转换为糖原储存在体内。所以，不能将其能量摄入全部纳入食疗计划之中，也不能不纳入。通常情况下，饮用1～2个酒精单位啤酒建议减少25克主食。

研究表明，乙醇在体内的实际利用率为65%左右，但是酒精不会全部储藏在体内，容易经过皮肤散热，通常计为50%，将酒精热量在碳水化合物热量之中扣除。

通过上面的介绍大家不难看出，糖尿病患者饮酒的危害是非常多的，绝对不可以放纵饮酒。出现下列情况中的任何一种，都要禁酒：血糖控制差；近期经常出现低血糖；有较严重的糖尿病急性或慢性并发症；伴随着脂肪肝、肝功能损害；高脂血症；高尿酸症。

实在馋酒或实在推脱不开的场合下，一定要严遵上述方法，不得空腹饮酒，不得过量饮酒，饮酒之后适当减少其他能量食物的摄入。

正是因为酒精对糖尿病患者会产生上述影响，因此，糖尿病患者无论处于哪种场合都是不宜饮酒的，最好将酒戒掉。想饮酒的糖尿病患者应当首先考虑自己的身体状况。特别想喝酒的时候，要懂得控制饮酒量，防止饮酒过多；饮酒的过程中注意搭配饮食，吃得过少会导致低血糖，吃得过多会诱发高血糖；饮酒以前要告诉自己身边的人，一旦自己的在饮酒的过程中昏迷，要迅速为其化验血糖，防止低血糖处理不及时而引发严重后果。

改掉不良排便习惯，防治便秘

很多人的排便习惯不好，甚至在出现便意的时候由于各种原因不排便，久而久之就形成了便秘。

一个人吃进食物后，食物会通过胃肠进行消化吸收的过程，食物残渣会从肛门排出体外，这就表明胃肠功能良好。食物经过消化吸收之后，废物不经过肠道排出体外，通常情况下，一个人每天排便的次数为1~2次，成形，排便过程中没有痛苦感。

糖尿病患者如果不养成良好的排便习惯，肠蠕动就会减弱，食物里面缺少水分、粗纤维，生活无规律，便会引发大便干燥、坚硬，排便不畅，甚至便秘。

便秘会延迟胰岛素分泌高峰，降低降糖药物的吸收率。并且，很多患者在出现便秘之后，睡眠和情绪出现了变化，这些因素都会增加胰岛素拮抗激素的分泌量，使得血糖出现波动，所以，糖尿病患者一定要养成良好的排便习惯。

一、养成每天定时排便的习惯

对于经常出现便秘的患者来说，无论有没有便意，都应在每天固定的时间上一次厕所，这个时间最好是清晨起床后、餐后或其他适合时间，应当将排便时间规定为自己每天不能缺少的内容，培养正常排便的条件反射。蹲厕的时候，应当尽量将注意力集中到排便上，不能边看书、看报边上厕所。

二、避免人为地控制便意

粪便进入直肠的时候会产生便意,此时应当立即排便。便意的产生不会随着人的意志而转移,如果忽视这一感觉,没有及时排便,时间一久便意就会受到抑制,粪便在大肠中的停留时间过久,水分会被大量吸收,使得大便变得干燥,不易排出。所以,习惯性便秘的患者,每一次出现便意的时候都要及时蹲厕。

三、改掉不良的排便习惯

每天排便的时间最好相同,应当从儿时开始养成良好的排便习惯。现代人的生活节奏过快,人们一天到晚都处在忙碌之中,很多人总是等到有时间的时候才上厕所,而忽视了身体的反应,久而久之就形成了便秘,所以,想要治疗便秘,应当及时改变自己不良的排便习惯,建立起正常的排便反射和排便功能。

糖尿病患者熬夜就是在熬健康

现代的很多人都喜欢熬夜,但是熬夜很容易导致人体的生物钟紊乱,尤其对于糖尿病患者来说,熬夜会使得身体内正常的代谢过程受到干扰,肾上腺素、去甲状腺肾上激素分泌量增多,进而引发血糖上升,还可能会导致机体抵抗力下降等不良情况。

有些糖尿病患者认为熬夜仅仅会影响脑部,糖尿病属于代谢类疾病,和熬夜应该没有多大关系吧?其实不然,研究表明,睡眠不足会影响荷尔蒙功能和新陈代谢,进而导致血糖的上升,加重病情。

此外,睡眠质量差还容易诱发心脑血管疾病。通常认为,冬季为冠心病高发季节，实际上，夏秋季也是冠心病的高发季节，尤其在天气闷热、气候潮湿的情况下，人体皮下血管会扩张，皮肤血流量迅速上升，回流到心脏的血流量会下降，直接影响心肌供血的过程。除此之外，交感神经兴奋性上升、心率加快、冠状动脉收缩、心肌供氧下降，同样会诱发冠心病。糖尿病患者经常熬夜，很容易诱发糖尿病合并冠心病，加重糖尿病病情，治疗起来更加困难。

可能很多糖尿病患者会说，我也不想熬夜啊，可到了晚上睡不着怎么办？下面就为糖尿病患者介绍几种预防失眠的方法。

1. 避免饮用浓茶、咖啡。浓茶、咖啡具有兴奋作用，因此睡前一定要避免饮用。

2. 临睡前太饱或太过饥饿都会影响睡眠。

3. 作息时间要规律，如果你坚持每天晚上九点以前睡觉，时间久了就会养成早睡的习惯。不能夜里不睡，白天不起，这对于健康不利。

4. 睡前不能进行激烈的思考。比如，有些人在临睡前会将自己一天的工作思考一遍，这种思考会让大脑变得兴奋，难以入眠。

5. 白天打个盹就可以了，将大睡留给晚上，如果白天睡眠的时间过长，晚上就很难睡着了。

6. 卧室中的温度要适宜，稍微偏凉的温度更有助于睡眠。

7. 睡眠的环境要安静，临睡前一定要关掉电视机、收音机。

8. 临睡前可以喝上一杯温热的无糖牛奶，能够促进睡眠。

9. 如果刚开始上床的时候睡不着，也不要在床上翻来覆去，这样更会刺激大脑神经兴奋，可能一开始还有些睡意，这么一"折腾"睡意全无。

10. 临睡前一两个小时可以冲个热水澡，能够放松身体和精神，利于睡眠。

3.生命在于运动：运动治疗，强健身体降血糖

适当体力活动为治疗糖尿病的一种方法

适当运动，对于身心健康都是非常有益的。目前，我国已经提出适当体力活动为治疗糖尿病的一种方法，各国也公认运动疗法和控制饮食为糖尿病两大基本疗法。很多病情较轻的患者，仅仅通过饮食疗法和运动疗法就能够控制血糖，由此可见运动疗法对于糖尿病的控制来说至关重要。

运动疗法在糖尿病的治疗过程中占据着重要地位。那么运动对于糖尿病患者来说都有哪些好处呢？

一、降糖

运动过程中会消耗体内的能量，而葡萄糖为肌肉运动过程中的主要能量来源，所以，运动的过程中葡萄糖会被大量消耗。并且，运动还能够提高身体组织对于胰岛素的敏感性，进而改善胰岛素抵抗，这两个因素对于降血糖来说都是有帮助的，还能够减少降糖药物的使用量。

二、减肥、调脂，预防心脑血管并发症

肥胖为导致胰岛素抵抗、Ⅱ型糖尿病发生的主要原因，运动能够促进脂肪的分解，减轻体重，还能够改善脂肪代谢。运动能够改善异常高脂血症，降低甘油三酯、胆固醇、低密度脂蛋白等容易诱发冠心病的有害成分，同时提升高密度脂蛋白含量。所以，运动可以预防糖尿病患者心脑血

管并发症的发生、发展，利于糖尿病心血管并发症的预防。

三、增强体质，提高自身免疫力

运动可以提高心肺功能，增加肌肉和血管弹性，促进新陈代谢和血液循环，有助于降血压。运动还能够预防骨质疏松，增强肌肉和关节的柔韧性、灵活性。除此之外，经常运动能够增强身体素质，提高免疫力。

四、提高心理素质

运动能够改善人的精神状态，进而消除一系列的不良情绪，使得整个人看起来精神振奋，很多时候，心情好了，疾病也就跟着减轻。

五、减少血栓形成

运动能够增加血管弹性，运动对轻、中度高血压均有一定的防治功效。

六、预防Ⅱ型糖尿病

随着年龄的增长，Ⅱ型糖尿病的患病概率也会增加，如果可以每天坚持锻炼，增加210千焦热能消耗，Ⅱ型糖尿病的患病概率也会下降。

有选择运动，糖尿病患者笑口开

即使对于正常人来说，也不是每种运动都适合做的，选择运动的方式应当根据自己的体质决定。

糖尿病患者可能都知道，运动对于他们来说有很多好处，可不是说只要运动，身体就会受益，如果只是漫不经心地随身一动，不会对身体产生什么好处；可如果一味地加强运动，忽视自身承受能力，对身体同样会造成危害。所以，一定要通过科学的方式运动，运动量一定要适宜，年龄不同、体质不同的人应当选择不同的运动方式，做到因地制宜、量体裁衣，进而达到运动的最终目的。

那么究竟什么运动适合糖尿病患者呢？运动的方式有很多种，但大体可以分成有氧运动和无氧运动两大类。有氧运动与无氧运动之间的区别就是氧代谢的不同，每分钟心跳次数、呼吸频率不同，有氧运动的运动强度较小，节奏较慢，运动之后心动不会太快，呼吸平缓，如散步、慢跑、游泳、体操等，糖尿病患者通常不宜选择剧烈的、竞技性强度大的无氧运动，因为这类运动会促进人体中升糖激素的分泌，进而引发高血糖。

有氧运动能够让人精力充沛、感觉良好，并且利于心脏、脑组织血液循环和氧气供给，进而促进葡萄糖的代谢和利用过程，对于缺血性心脑血管疾病具有非常好的防治功效。并且，足够的供氧量能够促进脂肪代谢，因此，有氧运动对于糖尿病患者来说是非常好的，特别是对于心功能不好的老年人来说。

糖尿病患者宜选择的运动项目包括：健美操、游泳、散步、慢跑、打太极拳、爬楼梯等，但具体选择哪类运动，应当根据患者的年龄、体质、爱好等决定。通常认为，快走为最简单、安全、容易坚持的有氧运动。对于工作繁忙，没有办法安排时间运动的上班族来说，可以将坐班车换成骑自行车；将坐电梯换成爬楼梯，尽量增加自己的运动量。对于肌力下降低的高龄患者来说，进行肢体按摩也是不错的锻炼肌肉的方法。

很多糖尿病患者习惯清晨空腹运动，岂不知这种做法并不科学，因为空腹容易诱发血糖波动。糖尿病患者应当在餐后1～2小时运动，此时运动的降糖效果是最好的。为了防止低血糖或昏迷，糖尿病患者不能在服用降糖药或应用胰岛素后没有进餐的情况下运动。晚餐后运动也是不错的，因为晚餐大都吃得较晚，多数人饭后选择静坐，对于血糖的控制不利，可以适当地跳跳舞、扭扭秧歌，既可以锻炼身体，又能够给人带来愉悦。

为了控制血糖，每周至少运动三天，也可以隔天运动，否则，运动的效果就显现不出来了。有资料显示，运动锻炼停止3天，已经得到改善的胰岛素敏感性会消失。如果患者想要通过运动减轻体重，每周的运动应多于5天，每次运动0.5~1小时，掌握适合身体的运动强度，运动的时间不能过长，运动强度不能过大，否则对身体无益处。

运动贵在坚持

很多人患上糖尿病之后心生恐惧，认为"好日子到头"了，吃喝受了限制，就连运动也必须有选择。

通常情况下，普通人在患上糖尿病之后说的第一句话就是"医生，我患了糖尿病，要吃什么药？"医生会给你列举一大堆降糖或控制血糖平稳的药物，实际上，运动疗法和食疗法为糖尿病患者控制血糖、稳定病情的两大基石，缺少其中任何一样，单单靠药物都是很难控制病情的，散步就是简单而有效的运动方式。

运动对于糖尿病患者来说有很多好处，首先，运动可以提高肝脏、骨骼肌肉、脂肪细胞对于胰岛素的敏感性，进而达到降糖的目的；其次，运动可以降血脂、降血压、减轻体重，对于糖尿病患者来说是大有好处的；最后，运动还能够强壮肌肉，增强自身身体素质和免疫力。

糖尿病患者多身体肥胖，而运动能够减少体内脂肪，瘦身减肥，降低体内胰岛素抵抗，进而提高降糖药物的治疗效果。经常运动，有益身心健康。近些年来，糖尿病患者的心理健康问题受到了各界人士的关注，心理状态不好，不但会影响患者的积极就医，并且情绪波动过大很容易引发血糖波动。通过上述介绍，我们也能看出，糖尿病患者应当积极参加运动，这个运动的过程不但能够健康身体，还能够在与人的交流过程中增强身心的愉悦度，进而更加坚定战胜疾病的信心。

临床上有很多糖尿病患者在进行运动疗法和饮食疗法之后,有效减少了降糖药的服用剂量;有些患者要通过口服降糖药物、注射胰岛素才可以控制血糖,但是坚持一段时间的适当的运动疗法之后,即使不注射胰岛素也可以很好地维持血糖。

曾经有这样一则报道:一位年近五十的老年人,患糖尿病有十年之久,一直靠口服降糖药降血糖,也曾住院治疗此病,通过注射胰岛素控制血糖。可就在一年前,他每天饭后1小时后就会快走一个小时,坚持几个月之后,他开始尝试着减少胰岛素的注射次数,并且严密监测血糖变化。如今,那位老人已经不再注射胰岛素了,口服降糖药物的剂量也减了不少,血糖仍旧平稳。

相关的糖尿病医生嘱咐广大患者,运动一定要坚持不懈、持之以恒才可以达到理想的效果。遵循以下法则:运动的时间尽量安排在饭后1小时;每次的运动量不能少于半小时,遵循循序渐进的原则;每周运动不得低于5次;运动的强度以微微出汗,但不大汗淋漓为宜,脉搏控制在"170 — 年龄"的次数内,安全而又有效。

有些患者今天想起来就运动半小时,过两天忘记了或是有事耽搁了就不再进行运动,这种做法不但对健康无益,还可能会加重病情,运动过程讲究的是循序渐进,在遵循这个原则的基础上坚持下去,才能收获你想要的结果。

糖尿病患者,运动量并非越多越好

虽然运动对于糖尿病患者来说有很多好处,但并不是运动量越大越好,恰好到处的运动量才是最佳的。运动量太低,不能够达到增强体质的目的;而运动量太大,会对身体产生损害,加重病情。

运动量的适宜对于糖尿病患者来说至关重要，有一个简单方法就能够估测你的运动量是否适宜，那就是脉搏数测量法。适量运动的指标为：运动的时候，每分钟心跳的次数达到"170－年龄"。比如，一位50岁的糖尿病患者运动时的每分钟脉搏跳动的次数应当能够达到120次。

除了估计心率，也可以通过患者的自我感觉来判断运动量是否适宜。运动量适宜时，运动之后身体会微微出汗，并且出现轻微的肌肉酸痛，经过5～10分钟的休息之后，上述症状会消失，心率恢复至运动前的水平。运动之后会觉得非常轻松，身心愉悦，食欲、睡眠等状况也非常好，第二天起床的时候精力充沛。

运动量过大时，运动结束10～20分钟之后心率仍然不能恢复到正常状态，而且伴随着胸闷、心慌、气短、茶饭不思等状态，第二天醒来之后，自觉周身乏力、酸痛，要及时减少运动量。运动量不足，运动之后没有发热感，也不会出汗，脉搏变化不明显，或者两分钟之内就能够迅速恢复到正常脉搏跳动，要适应加大运动量。

运动的强度还应该根据自身体质调整，遵循循序渐进的原则，同时注意运动之前做好准备活动，运动过后注意恢复整理。进行正式运动以前，可以做5～10分钟的整理活动，使得心率恢复至比静息时高10～15次/分钟的水平。

运动中、运动后如果出现呼吸困难、胸部压迫感、头晕头痛、面色苍白等症，应当立刻停止运动，症状严重者应当及时送医院就诊。

很多糖尿病患者认为既然运动有助于降血糖，那么就加大力度运动吧，岂不知运动量过大后，食欲会大增，难以控制饮食，血糖迅速上升，加重糖尿病病情。上述介绍只是想提醒糖尿病患者，运动虽好，但量要适宜。此外，运动的强度也要根据自身素质决定。通常情况下，糖尿病患者身体肥胖，进行强度过高的运动会自觉呼吸困难、汗流浃背、容易诱发感冒等症，对疾病的控制不利。

此外，还要提醒糖尿病患者，运动应当选择在餐后一小时左右进行，因为这个时候是餐后血糖最高的时间段，此时运动既能够消耗体内的热量，也不容易引发低血糖。如果运动不能在最佳时间进行，或者运动的时间比较长，应当根据运动前血糖水平、运动时间来决定加餐数量。

进行登山运动的时候，应当随身携带食物，根据自己的活动量及时为身体补充能量。也可以携带一些糖块，出现低血糖的时候可以用糖类来应急。

总而言之，合理、有计划、定量、符合身体状况的运动，才是糖尿病患者最佳的选择。

运动不当，容易产生副作用

运动虽然有益身心健康，但是并非任何一种运动方式、任意运动量对身体都是有利的。适当运动可以防治糖尿病、改善糖尿病患者的生活质量；不适当的运动锻炼却只能加重糖尿病患者的病情。研究调查发现，糖尿病患者运动不当，很可能会导致以下副作用。

一、血糖波动

常见的运动不当导致的血糖波动就是低血糖症。这种低血糖症状多出现在胰岛素或磺脲类药物治疗的患者身上，通常出现在运动量增大，却并未及时加餐的情况下。不过，有些时候还可能会出现应激性血糖上升。

二、血压波动

通常表现为运动的过程中血压升高，而运动停止后又出现体位性低血压。

三、心脑血管意外

运动会加重心脏负担，所以可能会加重心脏缺血，引发心功能不全或心率失常，甚至导致心绞痛、心肌梗死。

四、酮症酸中毒

部分糖尿病患者，尤其对于Ⅰ型糖尿病患者来说，在血糖尚未控制好的情况下进行运动，很容易导致血糖上升，出现尿酮体，甚至酮症酸中毒。

五、微血管并发症加重

出现视网膜病变的患者，运动后视网膜出血的可能性会上升；糖尿病肾病患者运动过后，肾脏血流量会下降，尿液中的蛋白质会增加，进而加重肾脏病变。

六、运动器官病变

常见的是引发或加重退行性关节病变及下肢溃疡等。通过上述介绍，糖尿病患者应当能够对运动不当引发一系列的副作用有了一定的了解。所以，糖尿病患者应当根据病情选择适当的运动，运动量要适宜，尤其对于老年糖尿病患者来说，一定要严格根据自身情况进行运动，掌握好运动适应证，增强体育锻炼的指导、监护，在这种情况下，上述副作用就能够被避免了。

糖尿病足患者，运动过程多注意

糖尿病足为糖尿病患者最常出现的并发症之一，通常分成两种情况：足部有开放性病变，如溃疡、感染、坏疽；足部虽然不存在开放性病变，但是有发生病变的危险因素，如血管病变、足部长老茧、畸形等。从原则上说，足部有开放性病变的患者不宜进行运动，因为负重很可能会加重足部病情。那么尚未出现开放性病变的患者应当如何运动?

糖尿病危险足主要包括四种情况：神经病变足、血管病变足、畸形足、曾有溃疡史的足。危险足患者可以进行适当运动，这些运动能够帮助患者改善下肢和足部血液循环。但是要注意，神经病变足患者的感觉神经发生了病变，进而导致无知觉足。这类患者不能够感受到足部出现的各种不适，也不能感受到创伤或是已经发生的病变，就是说，他们的足部缺少保护性感觉。

运动神经病变会导致足部畸形，足部异常突起处容易受压迫，自主神经病变会让足部变得肿胀，穿鞋的时候鞋子不适也会对足部产生压迫。神经病变为足部溃疡的主要诱因。

所以，足部神经病变的患者在运动的过程中一定要保护好自己的足部，首先要选择一双适合自己的鞋子，鞋底要有弹性，大小要适中。足部出现畸形或者足部肿胀的患者更要选好鞋子。不可以赤足或穿着凉鞋运动，运动之前要检查好鞋内有没有异物，有没有破损的地方，运动之后应当仔细检查足部是否出现红肿或压迫的痕迹，如果有说明所穿的鞋子并不合适。出现破溃要及时到医院就诊，足部畸形或肿胀的患者最佳的运动是散步，剧烈运动应禁止。

出现血管足病变的患者也应当注意对足部的保护，因为血管足病变一旦出现溃疡是非常难愈合的，运动之后下肢疼痛，则说明血管病变比较严重，要及时到医院就诊。

对于足部已经出现了开放性病变，如坏疽、急性溃疡合并感染等，患者应当卧床休息，尽量避免行走。如果出现慢性溃疡，但是却并未发生，可以通过穿特殊的鞋或是垫上特殊的鞋垫来确保溃疡不受压迫，之后进行运动。

总之，糖尿病足患者虽然不需要禁止全部运动，但是也要注意运动要有选择性和运动过程中的注意事项，以免加重病情。

糖尿病患者的安全锻炼，从细节开始

通过前面的介绍，糖尿病患者大概明白，运动对于糖尿病患者来说有很多需要注意的地方，不能像普通人那样，想做什么运动就做什么运动。

运动对糖尿病的防治有益，这是无可厚非的，但是糖尿病患者的运动方式、活动强度、运动时间等都是有讲究的，只有充分了解这些细节，避免盲目运动，才能不被运动伤害。下面就为糖尿病患者列举几个运动过程中需要注意的细节问题。

一、运动前做全面体检

决定通过运动疗法进行降糖之后，要到医院做一次全面体检：血压、血糖、尿常规、肝肾功能、眼底、心电图、足部及神经系统等，用来确定有无并发症及其严重程度，之后咨询医生是否适合运动。

通常情况下，有酮症倾向的Ⅰ型糖尿病、不稳定性心绞痛、重度高血压、肾功能不全、活动性视网膜出血、足部感觉神经受损、血糖控制较差、处在发烧状态的患者等均不宜进行运动，特别是剧烈运动。因为剧烈运动会加重心肌耗氧，引发心绞痛甚至心肌梗死；运动的过程中，肾脏的血流量会下降，进而加重糖尿病肾病；剧烈运动的过程中血压会上升，眼底视网膜出血加重。

二、天气恶劣，杜绝锻炼

酷暑、严寒等恶劣的天气下应当尽量避免锻炼，空气污染比较严重的时候也最好不要进行户外运动，对身体健康不利。

三、运动前后要监测血糖

条件允许的话，糖尿病患者应当自备便携式血糖仪，运动之前监测一下血糖，若血糖偏低，应当及时加餐。运动结束之后，再进行一次血糖测量，有助于了解运动的降糖效果，以便及时调整用药剂量，维持血糖稳定。活动量比平时大，要酌情降低降糖药或胰岛素用量。

四、选择适合自己的运动方式

糖尿病会引发眼睛、神经系统病变，病变类型、程度与适宜的运动方式之间有着密切的关系。比如，如果你的视力不好，可以选择乒乓球、羽毛球等运动；如果你容易低血糖，那么可以选择散步、慢跑等运动。

五、运动着装要舒适

糖尿病患者很容易并发下肢血管和神经病变，足部感觉较差，所以，运动的过程中选择舒适的鞋袜非常重要，尽量穿吸汗、透气、松紧合适的白色棉袜。同时，避免赤脚或穿凉鞋进行运动，最好穿封闭、透气的鞋子，防止沙子、碎石进入鞋中磨损脚部。运动结束之后，及时检查脚部是否有红肿、擦伤、水疱等，即使破损很小，也要提高警惕，及时找医生处理，不能自行处理。

六、运动时间要适宜

通常情况下，餐后1小时为最佳的运动时间，此时餐后血糖值处在高峰期，进行运动能够降低餐后血糖。避免清晨空腹运动，容易引发低血糖；也不能餐后立即运动，会影响食物的消化、吸收。

七、运动与食疗、药物治疗相结合

虽然运动有降血糖之功，但是一定要根据运动情况及时调整运动方案，坚持运动的糖尿病患者可以在运动之前适当加餐，或酌情降低降糖药物用量，协调好三者之间的关系，运动疗法才更有效。

八、运动锻炼要坚持不懈

应当长期坚持运动，急性并发症、严重慢性并发症除外。

九、胰岛素宜在腹部注射

有些人会在大腿处注射胰岛素，实际上，在腹部注射胰岛素是最稳定的。此外，如果在腿部注射胰岛素，运动的过程中这些部位会加速吸收胰岛素，容易引发低血糖反应。

十、运动之前要热身，运动之后要放松

热身为的是循序渐渐地进行运动过程，提高心血管系统对运动的适应能力，进而改善关节和肌肉柔韧性，防止运动损伤肌肉、韧带。运动结束的时候，要进行五六分钟的放松活动，不能立即停止运动，运动的过程中会凝聚大量血液在四肢肌肉中，运动突然中止，血液就会迅速回流到心脏，出现暂时性缺血，导致头晕、恶心、虚脱等不适。

十一、做好低血糖准备

糖尿病患者锻炼的过程中可能会出现低血糖症状，所以，运动的过程中要随身携带糖块、饼干等能够在短时间内为人体补充糖分的食物，出现低血糖时食用。

十二、身体不适立即停止运动

有些糖尿病患者在运动的过程中会出现头晕、胸闷、心前区疼痛不适，此时应当立即停止运动，就医。

十三、运动中注意补充水分

运动的过程会大量排汗，水分的流失也就不可避免，此时应当及时为身体补充水分，防止脱水。

十四、观察运动后身体的反应

若每次运动之后食欲、睡眠都很好，精力充沛，早上起床后脉搏平稳，并且有逐渐减缓的趋势，说明运动适宜；但是如果运动之后食欲和睡眠都变差，要停止运动，咨询医师。

十五、运动要循序渐进

糖尿病患者的运动量要循序渐渐，通常情况下，运动者持续5～10分钟的运动就可以了，之后逐渐增加，一两个月之后就可以延长至30～40分钟。尽量避免做剧烈运动，因为剧烈运动不但不利于降糖，还可能会加重病情。糖尿病患者运动强度应当以脉搏达到"170－年龄"为准。

chapter 3

篇三
糖尿病患者黄金饮食原则

1.舌尖上的健康：让糖尿病患者不再因吃苦恼

糖尿病患者的饮食原则

糖尿病是一种基于遗传因素、环境因素长久共同作用产生的慢性、全身性、代谢性疾病，是由于机体中胰岛素相对缺失，或对胰岛需求量增加引发的血糖水平上升，进而出现糖、蛋白质、脂肪代谢紊乱，对正常的生理活动产生影响的疾病。

一旦糖尿病患者没有控制好血糖，那么就很可能并发心血管、肾脏、眼部等慢性疾病。现在，糖尿病已成为除心血管、肿瘤之外的第三大慢性、非传染性疾病。

血糖主要来源于日常饮食之中，合理饮食，即饮食的质和量对于糖尿病的治疗来说至关重要。合理膳食为控制血糖最基本的方法，即糖尿病治疗过程中的必要措施。合理膳食能够减少胰岛 B 细胞负担，利于血糖水平控制，同时能够纠正已出现的代谢紊乱，进而改善整体健康水平，延缓并发症的发生、发展。

从长远的方向来说，合理膳食为长久困扰糖尿病患者的主要问题，下面就简单介绍一下糖尿病患者合理膳食的原则和方法，其主要目的就是解决糖尿病患者生活中的饮食问题。

一、应当合理控制每日的饮食热量

糖尿病患者每天摄入的膳食总热量标准要能达到或是维持和自己相当的程度,因为体重对于血糖水平控制来说至关重要,肥胖患者对于胰岛素的敏感性会下降,因此大部分患者会日渐消瘦,岂不知,这种消瘦会降低自身免疫力,不能很好地控制血糖水平,下面就来为大家介绍一下简单检测理想体重的方法:实际身高(厘米)－105＝标准体重(千克)

糖尿病患者每天摄入的热量应当同患者的年龄、体型、体力活动、糖尿病病程、睡前是否加餐等因素进行整体性考虑。

比如,在进行体力运动的时候,在最理想,即休息状态之下,患者应当按照每天每千克体重104.5千焦(25千卡)去计算。但现实生活中,人们不可能时刻处在休息的状态,因此这里还存在一个体力活动的问题,对于从事轻体力运动的糖尿病患者来说,应当按照每日每千克摄入125～145千焦(30～35千卡)要求自己;而从事中度体力运动的糖尿病患者,应当按照每天每千克体重摄入145～167千焦(35～40千卡要求自己);从事重度体力运动的糖尿病患者应当按照每天每千克体重摄入167～188千焦(40～45千卡)热量来要求自己。

但是在这里要提醒大家注意,上述的热量要求皆为针对从事体力活动的糖尿病患者所需摄入热量来说的。总之一句话,每天摄入总热量不但不能超标,还要达标,热能过量或过少都会阻碍糖尿病的治疗。

二、膳食结构必须合理

膳食结构的合理与否,对于糖尿病患者是否可以长期控制血糖、预防并发症发生来说非常重要。目前,国际上推荐的适合糖尿病患者的饮食主要为高碳水化合物的低脂饮食,即碳水化合物提供的热量占总热量的一半以上,而脂肪所供热能的比例不能超过30%,换句话说就是:在控制总热量的基础上,要适当提高碳水化合物供应比例,对于改善耐糖量、提高胰岛素敏感性来说都有好处。

根据普通情况来看，糖尿病患者的饮食应当注意以下几点：

1. 所选择的食物种类应当多样化，营养合理。碳水化合物供给量应占总热量的 50%～60%；并且应当富含膳食纤维、维生素、矿物质等，这也是评价糖尿病患者饮食结构合理与否的重要指标；此外，单糖或双糖可直接吸收进入血液，很可能会加重病情，因此，单糖或双糖食物应当少食或不食。

2. 控制或限制脂肪摄入量，可以选择适宜的优质蛋白质。每天脂肪的摄入量应以其产热量占总热量 25%～30%，甚至更低为宜；胆固醇摄入量最好低于 300 毫克；蛋白质摄入量应以其产热量占总热量 12%～20% 为宜，并且最少 1/3 为动物类优质蛋白和大豆蛋白。蛋白质摄入标准为：成人患者每天每千克体重 1 克，孕妇、哺乳妇女每天每千克体重 1.5 克，儿童每天每千克体重 2～3 克。

3. 食物的选择要有主次。谷类食物是碳水化合物主要来源，因此对于糖尿病患者来说，应当多吃些粗粮、杂粮等，适当减少米面的摄入；肉类食物应当减少肥肉、动物内脏等的摄入；奶制品每天 250～500 毫升；蔬菜类中的胡萝卜、蒜苗、豌豆、毛豆热量较高，土豆、山药、芋头等富含碳水化合物，因此，除了上述蔬菜，其他蔬菜可随意食用；水果类中，红枣、香蕉、柿子、红果等水果干糖含量较高，应限量食用；橘子、梨、苹果等应按 150～200 克减少至 25 克来食用。

4. 少食多餐。对于糖尿病患者来说，除了保证一日三餐，早、中、晚比例为 30%、40%、30% 外，还可以在确定每日总热量的情况下，每天增加餐次，如增加至 5～6 餐，对于血糖稳定有很大的好处。对于老年糖尿病患者来说，身体器官及各项技能正在逐渐衰退、衰竭，活动量大大减少，耐受低血糖能力与年轻糖尿病患者相比有很大差距。因此，少食多餐能够避免进食过量增加胰岛负担，导致血糖过高，定时多餐能够防止低血糖、维持血糖稳定，减少各种并发症的发生、发展，保证老年患者的生活质量。

三、糖尿病患者的膳食食谱

我们都知道,同类事物定量的情况下,所含蛋白质、糖类、脂肪、热量几乎是相同的,而不同类食物、相同种类,所提供的热量在某些时候也可能相同,同类或不同类食物通过食物交换可以降低碳水化合物摄入量,因此,糖尿病患者可以为自己设定一日食谱,为自己的生活提供便利。

下面就以一位总热量摄入在 7 500 千焦以内的糖尿病患者为例设计一天的食谱:

1. 早餐要吃好:牛奶(250 毫升),馒头(50 克),一份凉拌卷芹菜(含芹菜 50

克),一个鸡蛋(50 克)。

2. 上午要加餐:橙子(100 克)。

3. 午餐要吃饱:花卷(标准粉 125 克),排骨炖冬瓜(排骨 100 克,冬瓜 150 克),一份黄瓜(黄瓜 100 克)。

4. 下午要加餐:一个苹果(大概 100 克)。

5. 晚餐要吃少:米饭(100 克),烧牛肉白萝卜(牛肉 100 克,白萝卜 150 克),白菜炖豆腐(白菜 100 克,豆腐 50 克)。

6. 睡觉之前的一个半小时进行加餐:一杯 250 毫升的牛奶。以上的这些食物的总热量加上烹饪用油的热量合计大约为 7 500 千焦,基本上能够将一天的热量控制在 7 500 千焦以内。

糖尿病实际上是终身疾病,所以饮食治疗也需要终生维持。随病程、体重、血糖的改变而改变,并且在饮食治疗的同时,还应当结合病情,进行适当运动、药物配合等,只有将上述方法综合到一起,才能更好地控制血糖、稳定血糖。对于制定的食谱,既要持之以恒,又要懂得灵活变更,只要在合理的原则下尽可能满足糖尿病患者的饮食喜好,才能让其享受与健康人相同的幸福生活。

另外,对于糖尿病患者来说,饮食上一定要清楚自己该吃什么、不该吃什么,这样才能有效控制病情。

一、糖尿病患者适宜饮食

1. 粗粮主食。粗粮主食中富含膳食纤维，能够阻碍糖的吸收，进而避免血糖迅速上升。并且，研究发现，Ⅱ型糖尿病患者在服用白皮红薯提取物后，胰岛素敏感性得到了改善，利于血糖的控制。日常可以吃些荞麦面、玉米面、绿豆饼干等。

2. 橄榄油、鱼油。研究发现，橄榄油中不饱和脂肪酸含量丰富，能够在一定程度上降低血糖和血压。并且，橄榄油中含有抗氧化剂——橄榄油刺激醛，可以降低C反应蛋白和炎症的发生概率，缓解糖尿病患者的病情。鱼油里面富含 ω-3 脂肪酸，能够改善胰岛素敏感性，降低炎症反应。

3. 饭后水果宜酸。秋冬季节的水果酸甜可口，但是糖尿病患者不能掉以轻心，猕猴桃、柠檬等水果可适当使用。石榴虽然清甜可口，却也适宜糖尿病患者食用，因为石榴中富含三萜类化合物，可以有效降血糖，为糖尿病患者最宜食用的水果。

4. 选择性食用高纤维食物。如粗粮，未经加工的果蔬等，均含有丰富的膳食纤维，能够在一定程度稳定血糖。

5. 宜增加有益的大豆及其制品的摄入。大豆为糖尿病患者的理想食物，因为大豆中富含植物性蛋白质，生理价值很高，氨基酸种类全面，能够和动物蛋白相媲美；大豆脂肪中含不饱和脂肪酸、磷脂、胆固醇，对于胆固醇的降低非常有好处；大豆里面的碳水化合物一半是人体不能吸收的棉籽糖、水苏糖。除此之外，大豆中富含无机盐、微量元素、B族维生素。

6. 饮食宜清淡。饮食的口味过重对身体健康是不利的，只有注重五味的调和，不偏不重，才能够强健身体，畅通血流，因此，人们很早就总结出了"淡食最补人"的结论。

7. 饮食宜缓。饮食宜缓就是说不能暴饮暴食，要细嚼慢咽，食物的消化过程经过的第一道工序就是咀嚼，咀嚼好了，食物进入胃肠中才可更好地被身体消化吸收。咀嚼的程度不同，食物中营养成分的吸收程度也是不同的，研究发现，粗嚼比细嚼少吸收13%的蛋白质，12%的脂肪，43%

的纤维素；粗嚼会加重胃、胰腺等脏器负担，时间久了，就会诱发各种疾病。

8. 饮食宜暖。糖尿病患者的饮食温度要适宜，过烫、过寒均可能引发不适，从中医角度上说，人体脾胃喜暖怕寒，因此，生冷食物不能过量摄入，饮食一定要暖，当然了，热度不能过高，温即可，这样一来，人体的正气就不容易受损，病邪也不易乘虚而入，身体自然健康。

二、糖尿病患者饮食忌讳

1. 不宜吃养生粥。虽然养生粥质地细滑，口感很好，但并不适宜糖尿病患者食用。原因很简单，碳水化合物的熬煮时间越长，血糖含量越高，不宜糖尿病患者食用。摄入过量的碳水化合物容易诱发高血糖，日常应当尽量避免黏性食物的摄入。

2. 不宜吃动物脂肪。某些动物脂肪，如猪牛羊脂肪，含有高不饱和脂肪酸，对心血管健康不利，同时可能会诱发高血糖，对糖尿病患者血糖的稳定不利。

3. 不宜吃含糖高的水果。比如生津止渴的梨，由于含糖量高，不适合糖尿病患者食用。此外，甘蔗、柿子、桂圆等也均不适宜糖尿病患者食用。

4. 杜绝高盐膳食。糖尿病患者的饮食要清淡，每天食盐的摄入量应低于6克，饮食不能太咸。

5. 少吃高胆固醇食物。尽量少吃胆固醇含量高的食物，如动物肝脏、肾脏等。

6. 少吃高淀粉食物和中西式糕点。食用高淀粉食物和中西式点心的时候一定要适量，不能随意吃，防止摄入量过大引发高血糖。

7. 不宜饮酒。饮酒对肝脏不利，容易导致低血糖；糖尿病为胰岛素分泌不足所致，饮酒会刺激胰腺，进而影响胰岛素的分泌；酒本身为高热量饮品，每克酒精可以产生出29千焦的热量，糖尿病人饮酒过度会恶化病情。饮用低度酒的时候应当减少主食的摄入量。

糖尿病患者饮食误区

随着科技的发展，治疗手段的进步，以及人们对养生保健的日渐熟悉，已经有越来越多的患者在治病的时候选择食疗法。对于糖尿病患者来说，食疗法正在被逐渐认可、接受，可仍然有部分糖尿病患者在观念上存在误区，这样一来，对糖尿病患者病情的控制就产生了影响。下面就来为大家介绍一下糖尿病患者食疗之中常见的 10 个误区，在此提出，希望对糖尿病患者有一定的帮助。

误区一：饥饿疗法

饮食疗法对糖尿病患者来说是最方便、简单的，也是帮助糖尿病患者控制血糖的基础，合理饮食有助于控制血糖和病情，由此也能看出，饮食疗法对于糖尿病的控制来说是非常重要的。可有些糖尿病患者却认为食疗就是饥饿疗法，每天进食量过少，不但会导致低血糖，并且还可能在低血糖后反跳性高血糖，对于血糖的控制不利，因此，科学的饮食疗法即保持膳食平衡，应当在不影响生活质量的条件下控制食量，同时注意营养平衡、膳食多样化，不能靠饿肚子去解决问题。

误区二：过度控制水分摄入

糖尿病患者通常存在口渴、喜饮水现象，实际上，这是人体对高血糖、体内缺水的保护性反应，糖尿病患者缺水严重，也没能及时被补充，很可能会加重高血糖和体内高渗，进而使得机体环境紊乱，甚至引发高血糖非酮症昏迷、死亡。因此，糖尿病患者如果没有并发心、肾、性疾病，不能盲目限制饮水，每日进水量应在 1 500 ~ 2 000 毫升。对于糖尿病患者来说，小便增多，应当多补充水分，盲目过度限制水量，容易引发机体脱水、血黏度和血糖升高。

误区三：少吃主食，副食无限制

糖尿病患者在饮食的过程中应当控制总热量摄入，也就是说，不但要控制主食，副食也不能被忽视。不能因为副食含热量低而任意多吃。虽说主食为机体内主要的热量来源，副食里面所含的热量也是不能被忽视的。因为副食里面的部分蛋白质、脂肪会转化成葡萄糖，因此，吃太多副食同样会升高血糖。

有些糖尿病患者经常会吃些花生、瓜子减轻饥饿感，当然了，也不是说这种方法完全错误。花生、瓜子类干果、坚果皆属于高脂肪、高热量食物，从热量角度来说，30粒花生相当于10克植物油，因此，糖尿病患者应当少吃坚果类食物。

误区四：不吃早餐

在中国，有很大一部分人不习惯吃早餐，这对于糖尿病患者来说非常不利，同时，不吃早餐还违背了"定时定量，少吃多餐"的原则，经常不吃早餐，容易引发低血糖。不难想象，糖尿病患者不吃早餐，午餐量一定会增加，午餐的餐后血糖也会升高，使得血糖波动变大，对于血糖的控制非常不利。所以，高血糖患者应当规范三餐，必要是时候可以加餐，当然了，这并不是说要增加全天总热量，只是在全天中分出一定比例在两餐之间，或睡觉前加餐。睡觉前加餐可选择些高蛋白食物，如牛奶、鸡蛋等，原因很简单，蛋白质转化成葡萄糖的速度较慢，能够防止夜间低血糖。

误区五：杜绝吃水果

水果之中富含果糖、少量葡萄糖、蔗糖，果糖在糖代谢过程中不需要胰岛素参加，影响血糖浓度的是水果中的葡萄糖含量，并且，水果中富含维生素、矿物质、膳食纤维等营养物质，对于糖尿病患者来说非常有益，因此，糖尿病患者在血糖得到很好的控制之后，可以适当进食水果，而并非完全否定水果。

但是要注意，水果与水果之间所含的糖分是不同的，西瓜含糖量最低，约4%，红枣、甘蔗的含糖量约为20%。在限制总热量的情况下，可以适当摄入含糖量较低的水果，但必须放到两餐之间或饭前，并且要把水果提供的热量算在总热量里面。当然了，血糖不稳定的情况下不宜进食水果，此时可以用西红柿、黄瓜等代替水果。

误区六：吃饭部分干、稀

研究表明，糖尿病患者食用等量大米做成的干饭或稀饭，对于餐后血糖的影响是不同的，喝稀饭的患者餐后血糖会明显升高，因为稀饭更容易被肠道消化吸收，胃排空时间相对较短，因此餐后血糖上升较快、较高。相对来说，干饭的消化、吸收、排空时间较慢，因此餐后血糖上升较慢、较低。糖尿病患者的早、午餐前血糖为一天中最难控制的阶段，早餐坚持吃干饭，对于这段时间内血糖的控制非常有益，因此，糖尿病患者最好改变喝稀饭的习惯。

误区七："无糖"食品可以无顾忌地吃

我们经常会在市场上看到各种"无糖食品"的出售，虽然很多产品上都标出了"无糖"的字眼，但这些产品并不是可以随意地、没有节制地吃的。实际上，这些所谓的"无糖食品"不过是没有添加蔗糖，有些添加了甜味剂，如木糖醇，可以增加食物的甜度，却不会增加食物的热量，但"无糖食品"也是用淀粉制作而成的，和米饭、馒头一样，吃多了会引发高血糖，因此，千万不能因为食物标着"无糖"二字就毫无忌惮。

误区八：打了胰岛素便无后顾之忧

有些糖尿病患者通过药物控制血糖的效果并不理想，于是开始使用胰岛素治疗，将胰岛素看成糖尿病的克星，认为有了胰岛素就没有后顾之忧了。实际上，使用胰岛素的目的就是平稳血糖，胰岛素的用量应当在饮食固定的情况下调整。不控制饮食，单纯地依靠胰岛素，血糖就会更不稳定。因此，使用胰岛素的同时应当配合营养治疗，对饮食的重视程度要更高。

不管病情如何，也不管是否接受了药物治疗，都要控制好自己的饮食，因为饮食是治疗糖尿病的基础，只有控制饮食，同时辅助药物治疗，才可获得最佳的降糖效果。

误区九：用粗粮代替细粮

多吃粗粮可以缓解、控制糖尿病，可如果完全用粗粮代替细粮，对于降糖也是不利的。实际上，面粉、大米、小米、玉米等所含的碳水化合物基本相同，但是小米和玉米中膳食纤维含量丰富，能够降低肠道对葡萄糖的吸收，因此，摄入等量的粗粮和细粮，餐后血糖升高的程度是不同的。进食100克玉米，其中80%的碳水化合物能够转化成血糖；食用等量面粉，会有90%转化成血糖，因此，有些糖尿病患者就会想着用粗粮代替细粮。

糖尿病患者可以根据自身情况选择粗粮、细粮，而不能无限制多吃粗粮，因为粗粮吃多了反而会加重胃肠负担，对身体健康不利，因此，饮食应以适度、均衡为主，主食的搭配要合理。

误区十：烹饪方法随意即可

虽然很多糖尿病患者关心"吃什么"、"吃多少"的问题，但却并不将"怎么吃"放在心上，即不讲究烹饪方法，比如烹饪菜肴的过程中添加了大量淀粉、油、调味品，其实添加这些东西就相当于增加了菜肴热量，不利于控制血糖，因此，糖尿病患者应尽量选择凉拌、水煮等烹饪方法，而避免油炸、煎炒等烹饪方法。

营养素，糖尿病患者不可缺少

糖尿病患者应当合理节制饮食，同时摄取必需的最低热量，在适宜总热量范围内应当调整碳水化合物、蛋白质、脂肪三大营养物质和维生素、矿物质的平衡。下面就来分别介绍一下这几大类营养物质对于糖尿病患者来说的必要性。

一、维生素

老年人容易患糖尿病和多种并发症，这和各种维生素的缺乏有密切关系。其中 B 族维生素可以预防周围神经并发症，维生素 C 可以预防感染，维生素 E 能够抗氧化，预防血管并发症。

二、碳水化合物

碳水化合物能够为人体提供所需热量，因此，在人体出现低血糖时，及时补充碳水化合物多的食物能够缓解不适症。正是由于碳水化合物具有迅速升高血糖的作用，因此，糖尿病患者应当控制每日碳水合物摄入量，防止餐后血糖升高。

三、蛋白质

糖尿病患者蛋白质的摄入量不足，会出现消瘦、贫血、衰弱、抗病能力下降等症，非常容易诱发各种感染性疾病。

四、脂肪

脂肪为人体重要的构成材料，能够为人体提供热量、必需脂肪酸，促进脂溶性维生素吸收、利用，为机体能量的储存仓库，进而起到保护、固定内脏器官之功。

五、膳食纤维

膳食纤维可以在肠道中形成网络状，会妨碍食物和消化液接触，降低肠道对葡萄糖的吸收，降低血糖，保留同时吸收水分，软化粪便，进而达到通便之功。并且能够延缓脂类吸收，降低血胆固醇，增加饱腹感。

六、矿物质

治疗糖尿病的过程中发现，某些矿物质具有类似胰岛素的降糖功效，胰岛素想要充分发挥降糖之功一定要依赖这些矿物质，所以，糖尿病患者要及时补充各种矿物质，以收获更好的治疗效果。

加餐，糖尿病患者必不可少

对于糖尿病患者来说，一日三餐并不一定是最好的，很多患者都需要除三餐之外加餐，将每日餐次增加到 4 餐或 5 餐，那么加餐的原因是什么呢？

糖尿病患者的主要特征为血糖代谢紊乱，但很多人不知道，它还是容易诱发低血糖的疾病，所以，糖尿病患者应当懂得积极控制血糖，重视低血糖的防范，而加餐就是预防低血糖的方法之一，下面就来详细介绍一下糖尿病患者加餐的理由：

一、进餐时可能导致血糖波动

进餐量和血糖波动成正比，也就说，进餐量增大，血糖波动就会越大，容易出现餐后血糖升高，增加糖尿病并发症发病概率。所以，糖尿病患者的饮食要求里面有"少食多餐"一条，患者应当保证每餐只吃六七分饱防止餐后高血糖，在少量进餐时，如果不注意在正餐之间加餐，非常容易诱发低血糖，因此，糖尿病患者应当在三餐之间加餐。

二、药物引起的低血糖多发生在两餐之间

糖尿病治疗的目的就是降血糖,因此,口服降糖药、胰岛素都会导致低血糖反应,而这种反应通常发生在两餐之间,睡前加用胰岛素,夜间低血糖的概率会增大。研究发现,夜间低血糖比白天低血糖的危害更大。因此,Ⅱ型糖尿病患者不仅要在两餐之间加餐,还应在睡前使用胰岛素之后适当进餐,降低低血糖发生概率。

三、特殊情况,加餐的时间也特殊

患者出现以下情况时,要及时加餐:两餐间或下一餐前明显饥饿,或血糖值过低时都要及时加餐;运动量过大,运动过后应少量加餐;出现低血糖时,要立即进餐、喝糖水等。

虽然以上几点理由都强调糖尿病患者加餐的重要性,但是患者还应记住一个前提:除非已经出现低血糖,否则,加餐的时候要尽量选择血糖生成指数较低的食物,如豆浆、粗粮制品、牛奶、苦瓜、木耳、菌菇、海带、橙子、苹果等。

此外,现代研究发现,糖尿病患者合理加餐,对于血糖的平稳是非常有意义的,那么怎么样才算是合理加餐呢?

从正餐之中分配出少量主食作为加餐,既能够降低正餐摄入,避免三餐后血糖值迅速上升,同时能够有效避免低血糖,尤其对上午和半夜低血糖非常有效。加餐的时间分别为上午9:00~10:00、下午3:00~4:00、晚上睡前1小时。

加餐的方法有两种:从正餐中拿出半两主食或2个水果作加餐,但上一餐需要减半两主食;可选低糖蔬菜,如黄瓜或西红柿做加餐。夜间加餐除了主食,还可以选择半杯牛奶或1个鸡蛋或2块豆腐等蛋白质含量较高的食物,能够延缓葡萄糖吸收,预防夜间低血糖。

日常三餐如果出现特殊情况,比如长时间乘车,精神紧张,过度兴奋或悲伤等,应当从三餐里面留出半两到一两主食作加餐,防止低血糖。

解读"无糖"和"降糖"食品

近些年来，患有糖尿病的人越来越多，并且逐渐趋于低龄化。目前，市面上也出现了很多"降糖"或"无糖"食品：无糖口香糖、无糖饼干、无糖月饼、无糖奶粉等，但多数糖尿病患者对这些食品的理解并不正确，下面就来详细讲述一下"无糖"或"降糖"食品，帮助糖尿病患者成为理性消费者。

有些宣称具有"降糖"功效的食品很可能是低血糖指数食物，只能保证进食后血糖高峰值变平缓，却并没有降糖功效。很多商家将低血糖指数食物加工成所谓的"降糖"食物误导糖尿病患者，他们为了降糖，毫不犹豫地选择这些食品，结果反而引发饮食失控，这也就是为什么很多糖尿病患者在食用"降糖"或"无糖"食品之后血糖骤增了。

据报道，"无糖"或"降糖"食品的生产厂家生产的此类食品不过是在加工过程中用甜味剂代替食糖。但是，从营养学的角度上说，糖包括单糖、双糖、淀粉、膳食纤维等碳水化合物。实际上，不但带有甜味的单糖、双糖能够让血糖升高，即使没有甜味的淀粉在经过水解之后也会转化为葡萄糖，同样会导致血糖上升。因此大家一定要明白，所谓"无糖"食品，不过是没有添加食糖的食品，而油脂、面粉等同样会导致血糖的上升。

还有一类降糖食品，就是在普通食品里面添加降糖药，使得食品拥有降糖功效，实际上，这类食品是违法的。糖尿病患者在食用这些添加了降糖药物的食品后，身体健康会存在很大隐患，如干扰正常药物治疗带来的不良药物反应等。因此,不要因为食品包装上多了"无糖"这一标签,糖尿病患者就认为自己可以放心大胆地食用了。

我国提倡用糖醇和低聚糖为食糖代替品,因为到目前为止,食糖还没有国家标准或行业标准作为依据,各个生产企业均按照自己的企业标准来生产,因此,很多企业中甜味剂的标准都是不规范的。比如,市面上常常会看到无糖食品上面标注着"甜味剂"、"复合甜味剂"、"蛋白糖"等比较笼统的词语,实际上,这些模棱两可的说法都是不正确的,应当标注出每种调味剂真实的化学名称。食品质监部门抽查、检验的结果发现,所谓蛋白糖,实际上就是糖精和糖调配后的产物。从严格意义上说,这类食品根本不能算得上是无糖食品。

糖尿病患者在购买无糖食品时,关键是弄清标签上的甜味剂究竟是什么替代品,食品里面是否含有其他糖类,如果含有其他糖类,仅仅是不含蔗糖,那么也就没有了"无糖"的实际意义。

糖尿病患者的饮食和健康人是不同的,需要注意饮食习惯和饮食内容。无糖食品中只是没有添加糖或接近糖的成分,仅仅是在减少糖的摄入,对血糖并不能起到根本性的控制或降低作用,所以,无糖食品也是食品,食用过量同样会导致血糖上升。

不过,对于糖尿病和肥胖患者来说,正规的无糖食品确实能够在一定程度上控制血糖,但并不能代替吃药、打针,如果认为食用无糖食品就可以不加节制的话可就大错特错了。

综上所述,消费者在选择无糖食品时,应当仔细阅读上面的配料表,了解产品添加何种甜味剂的代替糖类,还要认清无糖食品仅仅是一种食品,不可以代替药物治疗,更不能轻信无糖食品可降糖等夸大宣传。

甜味剂该如何选择

《食品添加剂》手册中描述，甜味剂就是指赋予食品或饲料甜味，提高食品品质，满足人们对食品需求的食品添加剂。甜味剂口感甜、热量低，对于血糖没有明显影响，所以，非常适合糖尿病患者。

很多糖尿病患者喜欢吃甜食，不让他们吃甜食，他们就会觉得生活中丧失了很多乐趣。因此，科学家们研发出了甜味剂，能够让糖尿病患者吃到带有甜味的食物，同时避免由于吃糖导致血糖升高。

甜味剂虽然味甜，但是热量低，不会对血糖产生明显影响，属于非糖物质。食用甜味剂的时候，糖尿病患者的血糖不会出现波动，也不会增加热量摄入。所以，甜味剂不但适合糖尿病患者，也适合肥胖患者和中年人。

那么糖尿病患者该如何选择甜味剂呢？下面就来介绍几种糖尿病患者可用的甜味剂：

一、木糖醇

木糖醇味甜，吸收率低，在体内的代谢过程不需要胰岛素的参与，食用木糖醇后血糖上升速度远远低于食用葡萄糖后引发的血糖升高。木糖醇的肠道吸收率不足20%，食用过多会导致腹泻。

二、甜叶菊甙

该物质是从天然植物里面提取出来的一种甜味剂，甜度要高于蔗糖300倍，热量低，食用之后不会增加热量摄入，也不会诱发血糖波动。

三、阿斯巴甜

商品名是纽特汤，属于蛋白糖，为苯丙氨酸、天门冬氨酸缩合之后的产物，为一种新型甜味剂。它的甜度要高出蔗糖 150 倍，它的热量和蔗糖相同，但是因为它的甜度非常高，按照正常的食用量产生的热能可以被忽略掉，因此，此糖对血糖的影响是非常小的。

此糖属于肽类，遇热之后会分解成氨基酸，丧失其甜味，因此，烹调时应当在烹饪完成之后，也就是出锅的时候添加，需要经过高温加热的食物不适合使用这种甜味剂。

四、舒卡糖

舒卡糖是一种新型甜味剂，甜度是蔗糖的 600 倍，为糖在加工过程时添加氯后形成的产物，在人体中不会被消化，性质也很稳定，所以可以用在高温甚至烘烤食品上。

五、果糖

果糖属于营养性甜味剂，甜度略高于蔗糖。少量使用能够满足糖尿病患者对甜味的需求，同时不会对血糖产生太大影响。但是果糖进食过多会影响血糖。

正确看待保健品

近些年来，人们对养生保健话题的关注度越来越高，保健产品在市场的发展异常迅猛，仅仅适合糖尿病患者的保健品就多达百种，各种关于保健品的广场从四面八方袭来，就好像保健品的功效远远高于药物，并且不会对人体造成伤害。

实际上，这些广告已过分夸大了保健品的功效，保健品是不能代替药物的，最多只能算得上辅助治疗疾病，如果保健品的降糖功效不明确，或是达不到控制血糖的目的，盲目使用保健品很可能会延误疾病。

当然了，也不是说保健品不可信，有些保健品中所含的某些成分对于糖尿病患者来说还是大有裨益的。比如，膳食纤维能够延缓食物里面糖的吸收，延缓餐后血糖的升高；再比如，木糖醇等糖类能够满足糖尿病患者对甜食的渴望，并且不会引起血糖的波动。这些保健品可以作为辅助治疗糖尿病的食品，但是一定要根据个人身体状况选用，身体内不缺乏相应的营养素是不需要进补的。

以前，我国将口服保健品分成保健食品和保健药品两大类，但是由于保健品非常容易和治疗药品混淆在一起，因此，之后便取消了保健药品，只保留了保健食品。所以，国家规定保健食品在进行广告宣传的过程中不能宣传治疗作用与功效，防止耽误患者病情。

那么怎么区别保健食品和治疗药品呢？首先，要看包装盒上面用小字标注的批准号，有"药准字**号"字样，说明为治疗药品。有"食健字**号"字样，则说明是保健食品，不能购买没有批准文号的产品。

还要明确一点，就是保健食品是不能代替药品的，保健品最多只能辅助治疗疾病，不能轻信广告中宣传的"代替药物"的称号。糖尿病患者在治疗疾病的过程中首先要做的就是尽量让血糖达到正常状态，同时防止低血糖的发生。保健品的降糖功效不明确或达不到临床控制的目的，盲目使用对疾病的控制是非常不利的。

有很多糖尿病患者由于不了解保健品的成分、功效，对自身病情的认识不够清晰，而轻信保健品广告，用保健品代替药物治疗。比如，曾经就有报道说个别 I 型糖尿病患者擅自服用"口服植物胰岛素"保健品，而拒绝注射胰岛素，结果出现了酮症酸中毒昏迷，幸好抢救及时，否则后果不堪设想。

保健食品不是药品，药品是用来治疗疾病的，而保健食品却并非以治疗疾病为目的，它的主要作用是调节机体内环境平衡及生理节律，提高机体防御能力，进而达到康复保健之目的。但是保健食品与其他食品也是有区别的，它并非适合所有人群，针对的是特定人群，具有调节人体的功能，所以，只有功能失调的人群才适宜食用保健品。

总而言之，无论身患何种疾病，都应及时用药，单靠保健食品是不行的，疾病治疗的过程中可以同时配合保健食品，但绝不能用保健食品来代替药品。

膳食纤维，糖尿病患者的必须营养素

如今，随着糖尿病患者的增多，以及人们对糖尿病认识度的提高，很多人对于"糖尿病患者吃什么"的问题也有了初步了解。而这"吃什么对糖尿病患者有益"的问题一出，相信很多糖尿病患者都会想到"膳食纤维"一词。

没错，膳食纤维的确非常适合糖尿病患者食用，不但如此，即使是健康人也是应当适当增加膳食纤维的摄入量的。

膳食纤维对于糖尿病患者来说是非常有好处的，补充膳食纤维能够降低降糖药物用量，糖尿病患者主要的膳食纤维来源为：粗粮、蔬菜、水果。

那什么是膳食纤维呢？虽然很多人早就听说过这个词语，但却并不了解其真正的含义。实际上，膳食纤维就是指植物性食物里面既不能被肠道消化吸收、又不会产生热量的多糖物质。能够分成可溶性膳食纤维、不溶性膳食纤维两大类。其中，可溶性膳食纤维包括水果里面的果胶，海藻里面的藻胶，豆类食物里面的豆胶，魔芋里面的葡甘聚糖等；而不溶性纤维素主要包括纤维素、木质素等，主要存在谷物表皮、水果皮核、蔬菜茎叶里面。

以前，膳食纤维只被人们当作没有营养价值的粗纤维，直到20世纪70年代，科学家们通过调查发现：非洲的某些国家的居民患肠癌、糖尿病、肥胖病等病症的概率远远低于欧美等发达国家，经过研究之后才发现，这皆为高纤维素膳食的优势体现。通过进一步研究，科学家们又发现，膳食纤维除了可以抵抗癌症，还具有通便、降脂、降糖等保健功效，膳食纤维摄入的多少和人体健康之间的关系非常密切。

从那之后，人们就意识到了膳食纤维并不是没有用处的，它是一种非常好的营养物质，同时将膳食纤维列在了碳水化合物之列，是继碳水化合物、蛋白质、脂肪、水、矿物质、维生素之后的"第七大营养素"。

那么，膳食纤维究竟都有哪些保健功效呢？下面就来具体为大家介绍一下：

一、降血糖

膳食纤维的吸水性非常强，在吸水之后可以膨胀成凝胶状，会增加食物黏滞性，延缓食物中葡萄糖的吸收，进而增强饱腹感，避免餐后血糖急剧上升。由此我们也能看出，膳食纤维对于糖尿病患者来说是非常有好处的，补充膳食纤维，能够降低降糖药物的用量。

二、减肥

膳食纤维本身不会产生热量，但是能够增加食物体积，进食之后非常容易让人产生饱腹感，利于减肥者有效控制饮食，所以，膳食纤维是天然而又安全有效的减肥食品。

三、降血脂

膳食纤维能够同胆固醇、胆汁酸结合在一起，进而降低肠道对胆固醇的吸收，以促进胆汁排泄，降低血脂和血黏度，预防或减缓动脉硬化，防止心脑血管病，以及胆石症的发生。

四、润肠通便、防痔疮

膳食纤维可以吸水膨胀，加大肠内容物容积，进而软化粪便，还能促进肠道蠕动，因此可以防治便秘、痔疮等。

五、抗癌

膳食纤维可以促进肠道蠕动，所以缩短了食物分解产生的毒素即食物中致癌物质在肠道中滞留的时间，降低肠道对毒物的吸收率，所以能够很好地预防结肠癌的发生。

膳食纤维主要存在于谷物、薯类、豆类、蔬菜、水果等植物性食物当中。但是随着人们生活水平的提高，谷物的精细化程度越来越高，膳食纤维被大量浪费，所以，现代人的膳食纤维摄入量明显不足，这也是导致发达国家肥胖症、糖尿病、高血脂患者日趋增多的原因之一。

那么膳食纤维的日摄入量应该摄入多少才算达标呢？中国营养学会推荐我国成年人日膳食摄入量为 25～30 克，这些膳食纤维能够从 400 克谷物、450 克蔬菜、150 克水果、50 克豆制品中获得。

国家在预防糖尿病指南中提到，膳食纤维对糖尿病患者是非常有好处的，虽然我国尚未规定糖尿病患者膳食纤维日摄入量，但是欧美等国家却已经提出了糖尿病患者膳食纤维摄入量应达到 40 克的建议，由此我们也能看出，糖尿病患者的确要比健康人摄入的膳食纤维更多一些。当然了，在以上介绍中虽然提出了很多摄入膳食纤维的好处，但俗话说得好"物极必反"，膳食纤维也并非摄入越多越好，摄入量过大很可能会导致腹泻、腹胀、腹痛等，并且，膳食纤维摄入量过大还会对维生素、矿物质的吸收产生影响，甚至会在肠道中形成纤维粪石。

慢性肠炎、伤寒、痢疾、肠道肿瘤、肠道狭窄、食道静脉曲张等患者应当控制膳食纤维摄入量。除此之外，如果短期内忽然从低纤维膳食转变成高纤维膳食，对于消化道也是不利的，会出现胃肠胀气、腹痛腹泻等。所以，增加膳食纤维的摄入量是个循序渐进的过程，补充膳食纤维的同时还要大量饮水。

食物交换份法,让糖尿病患者自由吃

糖尿病患者的饮食问题是最让他们头疼的,自己喜欢吃的东西不能吃,自己不喜欢吃的东西却要为了保持一日总能量摄入的达标而被迫吃,实在是痛苦不堪。

很多人在患上糖尿病后,首先想到的就是以后不能再按照自己的喜好吃东西了,日后和美味佳肴相隔两地。实际上,这是一种悲观、不正确的看法。糖尿病饮食的基本原则为控制总量摄入和结构平衡,也就说,要控制每日食物总热量的平衡,力求饮食多样化,达到膳食平衡。而这个过程,需要的就是食物交换份法,这种方法不但能够让糖尿病患者享受到美食,也不会导致血糖的上升。

先来介绍一下什么是食物交换份法:这是个营养学概念,凡是产生376千焦热量的食物就是一个食物交换份。

我们都知道,三大营养素提供的热量是不同的,每克脂肪能够提供千卡热量,每克碳水化合物或每克蛋白质提供的热量都是16千焦。从这里我们也能看出,虽然每个食品进行换份之后所产生的热量都是376千焦,但是不同食物的重量不同,产热高的食物一份重量相对较少,产热低的食物一份重量较多。比如,一个食品交换份的食物相当于25克米面,200克水果,125毫升牛奶、50克鸡蛋等。

营养学家们根据食物来源的不同将其分成了谷薯类、蔬果类、肉蛋类、油脂类四大类,同时食品的营养成分和比例大体相同。其中,谷薯类主要的营养成分是碳水化合物、膳食纤维;肉蛋类的主要营养成分为蛋白质；油脂类的主要营养成分为脂肪；蔬果类的主要营养成分为纤维素、膳食纤维、矿物质，水果中还含有一些碳水化合物。

同类不同食品可以通过食品交换份的方法进行交换，只要保证固定的热量就可以了。比如，谷薯类中，50克大米和50克白面；肉蛋类中50克瘦猪肉和1个鸡蛋等。

通过食品交换份法，糖尿病患者能够在保持热量不变的情况下自由地选择食物，变着花样饮食。但是，食物交换分的方法中有几点注意事项需要提醒糖尿病患者：

1. 根据自己的口味在同类食物中进行交换。比如，有的人喜欢吃米饭，那么就可以用米饭来代替馒头；有的人喜欢吃蛋类，那么就可以用蛋类代替肉类；有的人喜欢吃坚果，那么油的摄入量就要相应小一些。

2. 水果含糖高，因此不宜同蔬菜进行交换。水果中糖分含量较高，而蔬菜中几乎不含糖，所以，水果是不宜和蔬菜进行交换的，可以用主食来与水果进行交换。比如，摄入100克的水果可以相应降低25克主食的量。

3. 不同种类食物的营养素不同，只有当营养结构相似时才可异类交换即便是热量相同的两种食物，它们所含的营养素种类和数量也是不同的，无法达到营养平衡，只有当营养素结构相似的时候才能互换。比如，25克的燕麦可以和200克苹果进行交换，因为它们含有的热量、碳水化合物基本相同。

4. 各类食物在体内升高血糖的幅度不同，挑选要慎重。有些食物摄入后容易导致血糖迅速上升，因此在挑选交换份的食物时，应当注意选择"血糖生成指数"相对低一些的食物。

节假日，糖尿病患者要懂得如何吃

中国的节假日较多，每当节假日来临之时，尤其是中秋、新年等团圆之日，亲戚朋友们聚在一起，少不了大吃大喝。所以，每年的节假日都是胃肠疾病的高发期。对于普通人尚且如此，对于糖尿病患者来说，在"吃"上本来就有很多忌讳，一旦节假日时没有吃"好"，很可能会导致血糖升高，加重病情。

很多糖尿病患者也因此发愁，面对满桌的菜肴露不出笑颜。其实没关系，只要懂得糖尿病患者的"节假日饮食技巧"，就能够在享受美食的同时避免血糖升高。

一、食物交换份法

在上面一节中已经具体介绍了什么是食物交换份法，通过这种方法，能够帮助糖尿病患者自由地选择食物，品尝各种美味佳肴，丰富饮食内容，血糖也不会升高。

二、不用副食代替主食

有些人认为副食属于碳水合物，所以要少吃，而鱼肉蛋奶等副食中不含糖，可以多吃些。实际上，鱼肉蛋奶为高脂肪、高蛋白食物，进入人体后也会转化成糖，摄入量过大会导致血糖升高，并且容易引发高血脂、肥胖等。就拿糖尿病肾病患者来说，高蛋白食物是坚决要控制的，因为过量摄入蛋白质会加重肾脏负担。

三、菜肴烹饪用油不宜过多

节假日自己在家烹饪，或是亲朋好友聚在一起到饭店中聚餐，菜肴的烹饪用油量较大，不要认为油大没关系，实际上，即使是油大的素菜，蔬菜里面的油也是很多的。糖尿病患者应当尽量吃些清淡蔬菜，如芹菜、白菜、萝卜等，到饭店点餐的时候，可以点些凉拌菜，或者是嘱咐厨师少放些油。

四、"增饭加药"不可取

很多糖尿病患者都很难控制住自己的嘴，面对丰盛的菜肴忘记了疾病，甚至认为饭吃多了，再多吃点降糖药就可以了。实际上，这种方法是不可取的，多吃药不但不能达到理想的效果，其药物副作用也会更大。

五、"无糖"也不能多吃

因为有糖尿病患者在场，很多人在点菜或烹饪菜肴的时候会注意"无糖"一词。但是前面我们也提到过，这些食物不过是用甜味剂代替了蔗糖，可食物仍然是粮食做的，富含糖类淀粉，仍然会产生热量，因此还是不能随意食用的。

六、饮酒不可贪杯

有人认为，喝酒少吃，利于血糖控制，还有人说，喝酒能够舒筋活血，对于糖尿病血管病变是有好处的。虽然如此，但总体来说，酒精对糖尿病患者的弊端要多于好处，因为酒精只能提供热量，几乎不含其他营养素，长期大量饮酒对于肝脏的损伤非常大，并且会导致血脂的升高，进而引发脂肪肝、胰腺炎；酒精会抑制肝糖原异生，所以，使用胰岛素或口服降糖药的患者空腹饮酒非常容易出现低血糖。因此，糖尿病患者是不宜饮酒的，如果节假日聚餐推不掉酒杯，可以用少量啤酒或葡萄酒代饮。

七、饮食、用药要定时定量

可能聚餐的时候饮食的时间不能由自己来决定，不过一定不能让自己暴饮暴食，吃饭的时间比较晚可以提前吃些苏打饼干、燕麦饼干等充饥，进食正餐时无论菜肴自己多喜欢吃都要懂得适可而止。此外，无论自己多忙，玩的多开心，都不能忘记用药的时间。

八、坚果不宜多吃

节假日，各家各户都会准备各式各样的坚果，比如核桃、松子、开心果、栗子、榛子仁等。坚果香脆可口，深受众人喜爱。但是坚果中脂肪含量很高，脂肪所产生的热量比碳水化合物、蛋白质高很多，食用量过大容易导致体内热能过剩；此外，大量摄入坚果容易诱发高血脂。所以，为了保持血糖稳定，糖尿病患者要少吃或不吃坚果类食物。

九、水果"挑"着吃

水果中虽然富含糖分，但也富含水分和维生素。所以，糖尿病患者不需要杜绝所有水果，但一定要"挑"着吃。此外，节假日聚餐时，餐桌上少不了水果罐头、果汁、果脯等，对于这类水果加工品，糖尿病患者还是要慎食的，因为这类产品中添加了大量糖类，并不适合糖尿病患者食用。

水的摄入，不能被限制

对于普通人来说，每天的饮水量要适宜，饮水过少，对身体的代谢过程、排泄过程等都会产生影响。

水是人体生命活动中不可缺少的物质。糖尿病患者有一个显著特点就是"多饮"。对于糖尿病患者来说，缺水，体内的血液就会浓缩，血糖就会升高，进而引发各种并发症或加重糖尿病病症。糖尿病患者一定不能限制饮水，尤其对于老年人来说，口渴中枢不敏感，即使身体缺水的情况下可能也不会觉得渴，所以，老年人即使不渴也要及时补充水分。

通常情况下，糖尿病患者会认为多尿是喝水过多所致，因此，即使口渴也不敢喝水。表面上看来，少喝水会减轻多尿症状，而实际上还会加重糖尿病病情，对糖尿病患者病情的控制非常不利。

我们都知道，糖尿病是以血糖升高为特征的内分泌代谢病，高血糖本身就会导致高渗利尿，因此，糖尿病患者通常会表现出多饮多尿。多尿就意味着体内的水分会大量流失，导致身体脱水，身体一旦脱水，下丘脑就会受到刺激，人就会感到口渴，糖尿病患者多饮水实际上是在稀释血糖、改善血液循环，促进体内代谢废物的清除，以及酮体的消除等。

人体中70%的部分是水构成的，水为生命活动过程中必不可少的物质，对于原本体内就缺少水分的糖尿病患者来说，如果不及时补充水分，一定会加重脱水。脱水会使得血液浓缩，血糖值上升，久而久之，就形成了恶性循环，甚至会导致高渗性糖尿病昏迷。

脱水还会增加血黏度，使得血液循环出现障碍，非常容易形成血栓，出现心脑血管病的概率也会大大升高。脱水还会对神经纤维产生损害，使得糖尿病神经发生病变或恶化。

总而言之，饮水量不足容易引发或加重各种并发症，因此，糖尿病患者水的摄入是不能被限制的。

说到这儿，可能有人会问，糖尿病患者每天究竟要补充多少水分呢？建议糖尿病患者应当和普通人一样，除了食物本身含有水分外，在温和气候条件下生活、体力活动较轻的成年人每日饮水量应保持在 1 200～1 500 毫升。如果摄入的高蛋白食物较多、运动强度或运动量较大、排汗较多、沐浴等，要适当增加水分的摄入。

那么，糖尿病患者都可以喝哪些饮料为身体补充水分呢？

1. 温开水。糖尿病患者喝水对于体内高渗、缺水是一种自我调节和保护，而最好的水就是温开水。

2. 豆浆和牛奶。牛奶和豆浆是非常适合糖尿病患者的饮料。富含蛋白质、钙等多种营养成分，患者饮用豆浆和牛奶的时候不要加糖。但是要注意，伴随高脂血症或肾功能不全的糖尿病患者最好喝些脱脂奶，不宜饮用豆浆。

3. 饮料。糖尿病患者应当选择无糖饮料,如无糖果汁和蔬菜汁等含有丰富的维生素、微量元素、膳食纤维饮品。某些新鲜果汁含糖较高,糖尿病患者应当少喝或者不喝。

4. 咖啡。糖尿病患者可以喝少量咖啡,或是加餐时饮用,但是不能过量或频繁饮用。因为咖啡的热量比较高,通常不利于饮食的控制。此外,饮用咖啡的时候也不宜添加蔗糖,可以适量添加甜味剂。

5. 茶。糖尿病患者可以喝茶,不但能够为人体补充水分,并且富含多种营养物质,如茶碱、维生素、微量元素等。并且,茶能够提神、醒脑、利尿、降压、降脂,但是要注意,睡前不宜饮浓茶,以免影响睡眠。

2.日常降糖有妙招：降糖食材及烹饪方法

荞麦，延缓餐后血糖上升

荞麦里面富含维生素 E、锌、某些黄酮成分，这些营养物质均可在一定程度上改善葡萄糖耐量功能，对于血糖的控制非常有好处。食用荞麦过后，糖尿病患者的血糖和尿糖均会在一定程度上降低，轻度糖尿病患者还能够通过食用荞麦控制病情。

荞麦里面富含蛋白质、脂肪、膳食纤维、碳水化合物、维生素 B_1、维生素 P 和多种微量元素，具有止咳、祛痰、抗菌、消炎、降低血脂、预防脑出血等功用。

荞麦可以同其他面粉混合食用，制作面食时，可以在面粉中添加适量荞面，通过这种方法能够调节主食里面的营养比例、热量比例，进而控制糖尿病患者稳定的血糖。

在挑选荞麦粉的过程中要注意以下几点问题：

1. 挑选面粉时要看面粉的颜色：荞麦里面富含微量胡萝卜素，面粉应当是乳白色，或发黄的颜色。

2. 挑选面粉时要闻面粉的味道：通常情况下，未添加增白剂的面粉通常会夹杂着一种淡淡的麦香、清香气息。并且，面粉为粉状的，吸味吸潮能力都非常强，能够闻到一点麦香是最好的。

3. 挑选面粉时可以用手捻搓：优质面粉的手感会有些发涩，劣质面粉手感是发滑的。

下面再来为糖尿病患者介绍几种荞麦的低糖食谱：

一、荞麦肉包

材料：肉，荞麦面，调料。

做法：

1. 将肉剁成肉馅之后添加适当调味料，搅拌均匀；

2. 在白面里面掺入适量荞麦和酵母，和成面团之后等待醒发。面团醒发好后做成包子皮，在包子皮中包入适量肉馅；

3. 将包好的肉包放在蒸屉里面摆好，开中火蒸20分钟左右即可。

二、荞麦蛋汤面

材料：荞麦面，葱，姜，花椒，鸡蛋，盐，味精，植物油。

做法：

1. 用荞麦面和成面团，之后做成面条状；

2. 将锅置于火上，倒入适量植物油，之后撒入葱、姜、花椒入锅，爆香后加水；

3. 水开后下面条、鸡蛋，煮熟，撒入适量盐、味精即可。

三、荞麦蛋煎饼菜卷

材料：荞麦面，鸡蛋，绿豆芽，青红椒丝，土豆丝，酸菜，植物油，色拉油，干辣椒，蒜片，葱花，精盐，鸡精，白醋。

做法：

1. 取适量荞麦面放到干净的盆中，倒入适量水，打入鸡蛋，撒入适量盐，搅拌成糊状；

2. 将平底锅置于微火上，用少量色拉油擦锅底，锅热后，用炒勺将荞麦面糊摇在平底锅上，用刮板抹平，烙黄后翻面，烙熟即成荞麦饼；

3. 将炒锅置于火上，倒入适量植物油，再放入干辣椒、蒜片、葱花炒爆香，然后放入土豆丝、青红椒丝，翻炒至八成熟时加入盐、鸡精、白醋，翻炒均匀后盛到盘子里；

4. 在热锅中加入酸菜，翻炒至水分稍干即可；

5. 将烙好的荞麦饼切成大小适中的正方形，卷上炒好的绿豆芽、酸菜，装盘即可。

黑米，控体重稳血糖

黑米里面富含膳食纤维，能够有效降低葡萄糖吸收速度，食用后不会导致血糖剧烈波动，非常适合糖尿病患者食用。

并且，黑米中还富含维生素C、叶绿素、胡萝卜素等各种营养元素，含有的钾、镁、铜等矿物质，具有益气补血之功效，还可有效防治心脑血管并发症。

黑米外层种皮很坚硬，不容易被煮烂，但是经过一夜的充分浸泡之后，就会很容易煮烂。要注意，泡米的水不能被倒掉，因为泡米水中富含营养物质。熬黑米粥的时候最好用小火长时间熬煮，这样才能将黑米里面特有的香气、营养物质充分释放出来。

在购买黑米的时候，要注意以下几点问题：

1. 要选择光泽度好，大小均匀的米粒，应无碎米、虫子和其他杂质。

2. 将黑米外面皮层全部刮掉后，观察米粒是否出现白色，如果没有出现白色，很有可能是人为染色。或用手指搓捻黑米几次，若发现手指上有颜色，或用少量样品加水润湿后发现颜色浸出，都说明黑米已经被染过色了。

3. 用手拿出少量黑米，然后对着黑米哈出一口热气，立刻用鼻子闻上面的气味，优质黑米不但拥有正常黑米的清香味，并且没有其他异味。

4. 取少量黑米放到口中细嚼，或在磨碎后品尝。优质黑米味道微甜，无其他异味。

以下这几款粥具有非常好的益气、养血、生津之功，非常适合气血亏虚、津液不足、脾胃虚弱的糖尿病患者食用。

下面就来为大家介绍几款适合于糖尿病患者食用的黑米食谱：

一、山药黑米粥

原料：黑米，山药，枸杞。

做法：

1. 将黑米清洗干净，然后放到冷水中浸泡 4～5 个小时，浸泡过黑米的水不要倒掉，应同黑米一起煮；

2. 将山药切成块状，浸泡在盐水里面，除掉上面的黏液；

3. 将黑米放在电饭煲中，倒入适量清水，熬煮 45 分钟左右，再将山药块放入锅中煮 10 分钟，放入少量枸杞即可。

二、黑米红枣粥

材料：黑米，红枣，枸杞子。

做法：

1. 将黑米淘洗干净之后浸泡一个晚上，红枣、枸杞子清洗干净；

2. 将锅置于火上，倒入适量清水，水开后倒入黑米；

3. 水再次沸腾的时候加入适量红枣，用小火熬煮至黏稠，再加入枸杞；

4. 继续煮 5 分钟左右即可。

三、南瓜黑米粥

材料：南瓜 200 克，黑米 150 克，大枣 60 克。

做法：

1. 将南瓜清洗干净之后去柄，切开，取出里面的种子，切成片状；

2. 将黑米、大枣清洗干净之后一同放入锅中，加入适量清水，先开大火煮沸，然后转成小火继续煮至米烂即可。

小米，糖尿病患者不错的选择

小米里面富含微量元素，对于糖尿病患者的手、足、视觉神经均有很好的保护作用。并且，小米里面富含钙、磷、镁等元素，均有助于调节血糖水平。

小米蛋白质里面富含色氨酸、蛋氨酸，但赖氨酸含量较低，所以，与豆类或肉类同食，小米的营养价值会大增。小米的烹饪方法有很多，如蒸饭、煮粥，磨成粉之后还可同其他面粉掺和在一起制成窝头、丝糕、发糕等。但需注意，不能和杏仁一同食用。

小米里面富含蛋白质，如谷蛋白、醇蛋白、球蛋白等。而种子蛋白质中富含谷氨酸、脯氨酸、丙氨酸、蛋氨酸，具有和中、益肾、除热、解毒等功效。尤其对于脾胃虚热、反胃呕吐、消渴、泄泻等具有明显的疗效，对于男女老少都是很有好处的。

在选购小米的过程中，可以通过以下几种方法来挑选：

1. 优质小米米粒大小、颜色都非常均匀，并且呈现出乳白色、黄色，甚至金黄色，光泽度较好，很少有碎米、虫子、杂质等。

2. 抓起一把小米，放到鼻子前闻一闻，具有正常的清香味，没有其他异味。

3. 用手摸的时候有凉爽的感觉，放在嘴中咀嚼有微甜感。

小米里面富含胡萝卜素，能够转化成维生素 A，可以同大豆里面的异黄酮相互作用，对于糖尿病并发眼病的患者来说是很有帮助的。

一、芹菜小米粥

材料：小米 50 克，小香芹 40 克，清水适量。

做法：

1. 将小米用清水淘洗干净，然后放到锅中，倒入适量清水熬粥；

2. 将芹菜择洗干净后切成碎末；

3. 等到粥烧开的时候，将芹菜末放到粥中，开小火熬煮 20 分钟左右后熄火，凉凉即可。

二、小米红枣粥

材料：红枣，小米，盐。

做法：

1. 将红枣清洗干净后去核、切丁，小米放到清水中泡发；

2. 将小米倒在锅内，然后倒入适量清水、红枣丁，开大火烧沸，再转成转小火继续熬煮；

3. 放入适量盐，煮 20 分钟即可。

三、小米山药大枣粥

原料：小米，怀山药，大枣，红糖。

做法：

1. 将小米放入清水中清洗干净后备用；

2. 将山药去掉皮后清洗干净，切成小块状；

3. 将大枣清洗干净，放到清水中稍微浸泡一段时间；

4. 将上述原料一同放入锅中熬成粥即可。

薏米，清热利尿，辅助降糖

薏米，也叫薏苡仁，不仅是一种美容食品，还是一种药物佳品，临床试验证明：薏米里面的乙醚提取物能够起到辅助降糖功效，可以用来制作降糖保健品。

薏米里面富含薏苡仁油、氨基酸、脂肪等营养物质，具有利水消肿、健脾去湿等功效，经常食用可美容养颜，延缓皮肤老化。

薏米在烹调之前要放到清水中浸泡几个小时。烹调的时候，要尽量开小火慢熬，薏米和白果一同熬煮成粥，具有非常好的健脾除湿，清热排脓之功。非常适合糖尿病、脾虚宣泄、痰喘咳嗽等患者食用。

在选购薏米的时候，应当注意以下几点：

1. 选购薏米的时候，一定要看清保质期，通常情况下，超市里面会出售用真空袋包装好的薏米，质地已经非常好了。但如果购买的是散装薏米，一定要看清米粒大小是否均匀，有没有碎米。

2. 可以抓起一小把薏米放到鼻子处闻一闻，看看有没有异味和潮味，同时要注意，每次购买的薏米不宜太多。

将薏米和银耳搭配在一起熬成汤，具有非常好的滋阴润肺，养胃生津功效，非常适合脾胃虚弱的糖尿病患者食用。

下面就来为大家介绍几款适合于糖尿病患者食用的低糖食谱：

一、红豆薏米粥

材料：红豆，薏米。

做法：

1. 将红豆、薏米放到开水中浸泡隔夜，备用；

2. 将锅置于火上，倒入适量清水，然后将泡一夜的红豆、薏米一同放入锅中；

3. 用勺子慢慢地搅拌粥锅，等到红豆很沙、薏米开花的时候就可以盛出食用了。

二、薏米白果汤

材料：薏米 60 克，白果（去壳）8～12 枚。

做法：将薏米和白果清洗干净后一同放入锅中煮汤即可。

三、冬瓜薏米瘦肉粥

材料：冬瓜，瘦猪肉，薏米，各种调料。

做法：

1. 将冬瓜去皮后清洗干净，切成块状；瘦猪肉清洗干净后切成片状；

2. 将薏米和瘦猪肉片一同放入锅中，倒入适量清水，开小火熬煮 2 小时左右后放入冬瓜块，继续熬煮 20 分钟，可以根据个人喜好加入调味料。

红薯，延缓餐后血糖上升

红薯里面富含膳食纤维、果胶，可以有效阻止碳水化合物转化成脂肪，进而增强机体对葡萄糖的吸收、转化，以调节血糖。红薯里面富含蛋白质、纤维素、维生素 C，以及钠、钾、铁等多种微量元素，具有抗癌、降低胆固醇、增强人体免疫力等功效。

吃红薯时应当注意将红薯或蒸熟或煮透，因为红薯里面的淀粉细胞在没有经过高温破坏时很难被人体消化吸收。此外，不宜大量食用尚未成熟,或是发了芽的红薯,否则容易出现腹胀、腹泻等症。

吃红薯还可有效阻止糖类转化成脂肪,有助于减肥、健美。红薯里面富含膳食纤维,进入肠道后不能被消化吸收,所以能够刺激肠道,加强肠蠕动,促进大便和毒素的排出,尤其对于糖尿病合并老年性便秘者来说,疗效是非常好的。

在选购红薯的时候,应当注意选择外表干净、光滑、坚硬、发亮的红薯,对于已经发芽,或表面凹凸不平的红薯则应避免购买,因为这样的红薯已经不新鲜了。

下面就来为糖尿病患者介绍几款低糖的红薯食谱:

一、红薯白米粥

原料:红薯,白米。

做法:

1. 将挑选好的红薯、白米清洗干净,然后放到清水中浸泡半小时左右;

2. 将红薯的外皮削去,然后切成丁状;

3. 将浸泡好的米和切好的红薯一同放到锅中,再倒入适量清水,熬煮成粥即可。

二、红薯蒸蛋糕

材料:红薯,油,白糖,鸡蛋,牛奶,朗姆酒,预拌粉。

做法:

1. 将红薯洗净后切成小丁状,锅中放入适量油后炒软;

2. 将鸡蛋、牛奶、朗姆酒搅打均匀,然后加入预拌粉,白糖,同红薯搅拌均匀;

3. 将它们分装到小杯子里面,蒸 15 分钟左右即可。

三、麦仁红薯汤

材料:新鲜红薯 250 克,麦仁 100 克,冰糖适量。

做法：

1. 取一小碗麦仁隔夜泡好，麦仁的表皮非常硬，浸泡的时间应当久些；

2. 将泡好的麦仁放到压力锅中，加入适量清水，然后开大火蒸20分钟；

3. 沸腾后加入切好的红薯块，继续蒸两三分钟就可以了；

4. 出锅以前加入适量的冰糖，开锅时麦仁的香甜味就会飘入鼻子中。

豇豆，增加胰岛分泌

豇豆中富含磷脂，能够促进胰岛素分泌，参加糖代谢，为糖尿病患者的理想食品。豇豆里面富含蛋白质、碳水化合物、多种维生素、微量元素等，对于腹胀、肾虚、老年性便秘等症均有非常好的疗效。

豇豆烹调的时间不宜过长，以防止营养的流失。并且，不能一次吃太多豇豆，否则容易发生腹胀。在购买豇豆的时候，应当选择质地较干的。豇豆和蒜泥一同食用，能够有效缓解糖尿病，对于食积腹胀、肾虚遗精等也有很好的疗效，适合糖尿病患者食用。豇豆内服可煎汤、熬粥，北方都用豇豆作为黏糕、豆包的馅料；而南方多用其烹调，如凉拌、清炒、煎炒等，或者是作为汤类食物佐料。

下面就来为糖尿病患者介绍几款豇豆的低糖食谱：

一、蒜酱豇豆

材料：豇豆，芝麻酱，香油，精盐，味精，大蒜（白皮）。

做法：1. 将鲜嫩的豇豆清洗干净，放到开水锅中烫透后捞出，沥干水分之后切成 3 厘米左右的段状，放到干净的盆中；

2. 趁热加入精盐、味精，搅拌均匀；

3. 将大蒜剥去外皮，拍碎后剁成蒜茸；

4. 将芝麻酱放到碗中，加入适量凉开水化开，倒入香油、蒜茸调和均匀，浇到盆中的豇豆上面，搅拌均匀装盘即可。

二、豇豆炒肉

材料：豇豆，里脊肉，葱，姜，酱油，淀粉，鸡蛋清，盐，花椒粉，植物油。

做法：

1. 将豇豆择洗干净，切成长段，然后放到热水中焯掉豆腥味，捞出来后放到凉水中冷却，沥干水分，备用；

2. 将里脊肉切成片状，倒入少量酱油、半个鸡蛋清、少量淀粉抓匀，腌制，备用；

3. 葱姜清洗干净后切丝；

4. 将锅置于火上，锅热后倒入适量植物油，等到油烧至五成热时倒入里脊肉片，翻炒至肉片变色的时候倒入葱姜丝、花椒粉翻炒，然后倒入豇豆段，开大火翻炒，加入适量盐、生抽继续翻炒至豇豆变软即可。

三、豇豆粥

材料：豇豆 100 克，粳米 150 克，精盐、味精各适量。

做法：

1. 将豇豆清洗干净，然后放到清水中浸泡发胀，备用；

2. 将粳米淘干净后放到锅中，加入豇豆、足量清水，先开大火煮沸，再转成小火煮至豇豆、粳米熟烂，调入适量精盐、味精等即可。

空心菜，控制血糖水平

空心菜中富含维生素、微量元素，所含有的钙、钾、维生素 C、胡萝卜素、核黄素等营养物质比普通蔬菜高很多。从中医的角度上讲，空心菜微寒，甘，具有清热凉血、利尿除湿之功，对于热痢、痔疮、便秘、便血、湿疹等均有一定的疗效。而在紫色空心菜中，含有一种叫作"植物胰岛素"的成分，这种成分能够帮助 II 型糖尿病患者控制血糖。

空心菜本身属于碱性食物，食用后能够降低肠道酸度，避免肠道中菌群失调，并且有非常好的防癌功效，糖尿病患者可以根据自身情况适量食用。

在炒空心菜的时候可以加入适量蒜末，蒜中所含的营养物质能够降血脂、预防冠心病、动脉硬化等作用，还能够有效防止血栓形成，上述疾病皆与糖尿病有一定的关系，因此，空心菜中调入适量蒜末能够在一定程度上控制糖尿病的发展。

在选购空心菜的时候，应当挑选茎叶比较完整、鲜嫩，没有长须根的。空心菜与鸡爪同食是非常好的，因为空心菜里面含有大量的膳食纤维，而鸡爪里面含有大量胶原蛋白，二者同食，能够起到很好地利尿消肿之功。

下面就来为大家介绍几款适合糖尿病患者食用的空心菜的低糖食谱：

一、蒜蓉空心菜

材料：空心菜，蒜末，盐，植物油。

做法：

1. 将空心菜择洗干净后沥干水分；

2. 将空心菜切成三四厘米长的段，蒜切末；

3. 将锅置于火上，倒入适量植物油，油热后放入一半蒜末爆香；

4. 再放入空心菜，开大火翻炒几下，炒至菜叶打蔫后加入适量盐和剩下一半蒜末，翻炒均匀即可。

二、素炒空心菜

材料：空心菜，葱，姜，盐，鸡精，植物油。

做法：

1. 将空心菜择洗干净，去掉叶子，将茎切成段状；葱姜清洗干净后切成丝；

2. 将炒锅置于火上，倒入适量植物油，油温达到八成热的时候放葱姜爆香，倒入空心菜翻炒，加入适量盐和鸡精，炒至菜熟烂即可。

三、空心菜粥

材料：空心菜 200 克，粳米 100 克，精盐少许，清水适量。

做法：

1. 将空心菜择洗干净后切细；粳米淘洗干净后备用；

2. 将锅置于火上，倒入适量清水，再放入粳米，熬煮至米熟时加入空心菜，以及适量精盐，继续熬煮 20 分钟即可。

苦瓜，抑制高血糖

苦瓜中富含类胰岛素物质，能够将血液里面的葡萄糖转化成热量，能够降低血糖，因此被称为植物胰岛素，长期食用能够减轻人体胰岛 β 细胞负担。

苦瓜中富含维生素 C，能够预防坏血病，防止动脉硬化，保护心脏。苦瓜里面的苦瓜素被誉为"脂肪杀手"，可以降低血脂。此外，苦瓜还可以治疗痢疾、疮肿、结膜炎等。

很多女性朋友都知道，苦瓜具有一定的减肥功效。因此，糖尿病患者经常食用苦瓜，可以控制体重，对于糖尿病患者来说是非常有好处的。

将新鲜苦瓜切成片状，晒干，糖尿病患者可将其用开水冲泡，代茶饮用。苦瓜和茄子搭配食用是非常好的，因为苦瓜具有清心明目、益气壮阳之功，茄子具有止痛活血、清热消肿之功，为糖尿病并发心血管疾病患者最佳的饮品。苦瓜和青椒搭配食用非常好，因为青椒中富含维生素 C、铁、辣椒素，和富含维生素 C 的苦瓜搭配，是非常好的抗衰老菜肴。

下面就来为糖尿病患者介绍几种苦瓜的低糖食谱：

一、爆炒苦瓜

材料：苦瓜 250 克，猪油 10 克，姜、葱、盐适量。

做法：将苦瓜切开去瓤，清洗干净后切成片状或丝状，用猪油爆炒，加适量姜、葱、盐调味即可。

二、苦瓜芹菜汁

材料：苦瓜1根，芹菜2根，蜂蜜少许。

做法：将苦瓜清洗干净后去籽，切成小块放到榨汁机里面；芹菜去叶后清洗干净，切成小段后放到榨汁机中，和苦瓜一同榨汁，之后加入蜂蜜即可。

三、苦瓜煎蛋

材料：苦瓜1根，鸡蛋2个；红甜椒1条，红萝卜1根，葱少许，盐、胡椒粉、料酒各适量。

做法：

1. 将葱、红甜椒、胡萝卜清洗干净；2个鸡蛋打入碗中，加入适量盐、胡椒粉搅拌均匀；将苦瓜清洗干净后去瓜蒂，对半切开，去瓤，然后再切成小薄片；将红甜椒、胡萝卜、葱切成小碎粒，将切好的苦瓜薄片放在容器中，加入一小匙盐，之后用手揉搓苦瓜薄片，逼出苦汁，5分钟后用清水冲洗干净；

2. 将苦瓜薄片、红椒碎放入蛋液中继续搅拌均匀，加入适量料酒；

3. 将平底锅置于火上加热，加入适量油，晃动锅子，让锅底布上一层油，倒入苦瓜蛋液，用小火慢煎至鸡蛋凝固，翻面继续煎另一面，双面煎至金黄，取出，放到案板上，切成小块装碟即可。

黄瓜，防治糖尿病

黄瓜为一种低脂、低糖、低热量食物，其所含水量约为96%，能够为糖尿病患者补充大量水分，其中所含的丙醇二酸能够抑制糖类转化成脂肪，进而有效防治糖尿病。

黄瓜中含有蛋白质、维生素 B_2、维生素 C、维生素 E 及钙、磷等营养物质，能够增强大脑神经功能，对于便秘、肥胖、高血糖等均具有很好的疗效。非常适合热病患者、肥胖患者、高血压患者、高血脂患者、水肿患者等食用；同时也是糖尿病人首选的食物之一。

对于糖尿病患者来说，很多水果都要限制食用，甚至避免食用的，可以用黄瓜来代替水果食用。黄瓜中含有苦味素，这种物质具有较强的抗癌功效，分布在黄瓜的头部和尾部，因此，食用时不能将黄瓜的头尾去掉。

在购买黄瓜的时候，教大家几种实用的选购技巧：

1. 通常情况下，顶花带刺、挂白霜的黄瓜为新摘的黄瓜；瓜鲜绿、有纵棱的为嫩瓜。

2. 条直、粗细均匀黄瓜肉质好；瓜条肚大、尖头、细脖等畸形瓜为发育不良，或存放时间较长变老所致；黄色或近似黄色的瓜是老瓜。

3. 瓜条、瓜把枯萎说明采摘之后黄瓜的存放时间过长。黄瓜清脆爽口，是很多人首选的开胃菜，很多人以生食黄瓜为主，但生黄瓜为寒凉食物，能够祛除体内余热，有祛热解毒的功效。从传统中医的角度上说，寒凉食物不利于血液流通，并且会阻碍新陈代谢，引发各种疾病。因此，黄瓜最好的食用方法就是煮食，虽然口味稍微逊色些，但营养价值被很好地保留下来，并且很好地改变了其凉性性质，防止影响身体健康。黄瓜与木耳是非常好的搭配。因为黄瓜具有非常好的减肥功效，而木耳可滋补强壮、补血，二者一同食用能够达到营养平衡的目的。

下面就来为糖尿病患者介绍几款黄瓜的低糖食谱：

一、素炒三瓜片

材料：丝瓜，黄瓜，苦瓜，植物油，葱，蒜，盐，味精各适量。

做法：

1. 将丝瓜、黄瓜清洗干净后切成片状；苦瓜清洗干净后去瓤，切成片状；

2. 葱清洗干净后切成葱花，蒜切成末状；

3. 将锅置于火上，倒入适量植物油，油热后，放入葱花和蒜末煸香；

4. 将上述三种瓜片放入锅中翻炒至七成熟的时候加入适量盐和味精，翻炒均匀即可。

二、黄瓜炒鸡蛋

材料：黄瓜250克，鸡蛋2个，油35克，精盐、味精、葱姜末各适量。

做法：

1. 将鸡蛋打入碗中，加入适量精盐、味精搅拌均匀；黄瓜清洗干净之后切成菱形片；

2. 将炒勺置于火上，倒入适量油加热至六成热的时候倒入调好的蛋液，翻炒成蛋花后倒出来；

3. 在原勺中留下少量油，油热后再放入葱姜末稍微煸炒一下，投入瓜片翻炒几下后倒入精盐、味精煸炒至熟，再倒入蛋花翻炒均匀即可。

三、黄瓜蒲公英粥

材料：黄瓜、大米各50克，新鲜蒲公英适量。

做法：

1. 将黄瓜清洗干净后切成片状，蒲公英清洗干净后切碎；

2. 大米淘洗干净后先放到锅中，倒入适量清水熬煮成粥，等到粥熟的时候加入黄瓜片和蒲公英碎，再稍微煮一会儿就可以食用了。

芹菜，稳定血糖

芹菜里面含有丰富的膳食纤维，膳食纤维能够降低机体对糖分的吸收速度，避免餐后血糖迅速上升，所含的芹菜碱、甘露醇等活性成分也都能够降低血糖。

芹菜中富含蛋白质、膳食纤维、各种维生素、多种矿物质，尤其是铁、钙的含量非常高，具有很好的利尿、降血压功效。

芹菜里面含有的芹菜苷或芹菜素口服可以对抗可卡因引发的兴奋，具有安定情绪，消除烦躁的功效。非常适合高血压、动脉硬化、高血糖、缺铁性贫血、经期妇女食用。

芹菜叶里面含有的胡萝卜素和维生素C比芹菜茎上要多很多，所以吃芹菜的时候最好保留鲜嫩的芹菜叶。芹菜的烹调方法很多，可炒、可拌、可焓，还可做配料，榨成芹菜汁具有非常好的降血糖功效，糖尿病患者可以常饮。

选购芹菜的时候，主要看芹菜叶是否平直。通常情况下，新鲜芹菜的叶子是平直的，而存放时间较久的芹菜叶子尖端会向上翘，叶子会变软，甚至发黄、长锈斑。

芹菜和花生一同食用，能够辅助降低血压和血脂，为高血压、高脂血症、血管硬化患者的最佳食品。

下面就来为大家介绍几款适合糖尿病患者食用的芹菜的低糖食谱：

一、芹菜炒腊肉

材料：芹菜，腊肉，红椒，植物油，姜，蒜，盐。

做法：

1. 将红椒清洗干净后切成丝状，芹菜择掉上面老化的叶子后清洗干净，切成段备用；

2. 将锅置于火上，倒入适量植物油，油热后，将姜、蒜、红椒丝放入锅中爆香，腊肉放入锅中爆熟；

3. 放入芹菜段，翻炒至七分熟的时候加入适量盐，继续翻炒2分钟左右即可。

二、凉拌芹菜

材料：芹菜，油，各种调味料。

做法：

1. 将芹菜择洗干净后切成段状；

2. 将锅置于火上，倒入适量清水，等到水烧开时，将芹菜段倒入锅中迅速焯一下；

3. 沥干芹菜段上面的水分，然后根据自己的口味加入油和调味料，搅拌均匀即可。

三、芹菜炒鸡蛋

材料：芹菜，胡萝卜，鸡蛋，葱花，姜末，盐，鸡精，香油，植物油。

做法：

1. 将芹菜择洗干净后放入开水中焯一下，再放到冷水中冷却，沥干，备用；

2. 将鸡蛋打散入碗中，胡萝卜清洗干净后切成菱形；

3. 将炒锅置于火上，倒入适量植物油，油热后倒入蛋液，炒熟后盛出备用。

4. 将锅中的底油继续加热，加入少许葱花姜末爆香，放入胡萝卜片翻炒片刻后，倒入芹菜翻炒均匀，调入适量精盐，然后将炒好的鸡蛋倒入锅中翻炒均匀，加入适量鸡精，再淋上几滴香油，翻炒均匀，关火即可。

冬瓜，促进淀粉转化为热能

冬瓜里面含有丰富的维生素，能够促进人体内淀粉等糖类转化成热能，而不是转化成脂肪积聚在体内。冬瓜低糖、低热量、低脂肪，非常适合糖尿病患者食用。

冬瓜里面富含膳食纤维，膳食纤维含量高的食物能够很好地改善血糖水平，人体内的血糖指数和食物里面食物纤维的含量呈负相关。此外，膳食纤维还可以降低人体胆固醇、血脂，预防动脉粥样硬化。

冬瓜非常适合水肿、腹胀、糖尿病、小便不利、淋病、脚气、痰多、咳嗽、气喘、消渴、暑热烦闷、维生素C缺乏的患者食用。冬瓜的烹调方法很多，可以煲汤、炒、煮、蒸、绞汁等，口味以清淡为宜。

选购冬瓜的时候，应当挑选外形匀称、没有斑点、肉质较厚、瓜瓤少的。拿起来放到手中掂一下，分量重则说明其水分充足、肉厚瓤少，是优质的冬瓜。用手指掐一下冬瓜皮，皮硬、肉质致密、种子已经成熟的冬瓜口感比较好。

冬瓜和海带搭配食用是非常好的，因为冬瓜具有益气强身、延年益寿、美容减肥之功，同海带搭配在一起，具有清热利尿，降脂降压的功效。

下面就来为糖尿病患者介绍几款冬瓜的低糖食谱：

一、冬瓜银耳羹

材料：冬瓜，银耳，植物油，味精，盐，黄酒。

做法：

1. 将冬瓜去掉皮和瓤后切片状，银耳放到清水中泡发后清洗干净；

2. 将锅置于火上，倒入适量植物油，油热后，放入冬瓜片煸炒一会儿，加入适量水、盐，继续烧至冬瓜将熟，加入银耳，以及适量味精、黄酒，搅拌均匀即可。

二、冬瓜海带汤

原料：冬瓜，海带，植物油，盐。

做法：

1. 将冬瓜去掉皮后切成块状，放到清水中清洗干净；海带用水泡40分钟左右后清洗干净，切小块备用；

2. 将炒锅置于火上，倒入适量植物油，油热后倒入冬瓜块、海带块翻炒2分钟左右；

3. 将冬瓜和海带倒入另一个开水的蒸锅里面，开大火烧7～8分钟后调入适量盐，搅拌均匀即可。

三、冬瓜菠菜羹

材料：冬瓜300克，菠菜200克，植物油，羊肉30克，淀粉，姜、葱各适量。

做法：

1. 先将冬瓜去掉皮和瓤，之后将其清洗干净，切成方块；菠菜择洗干净后切成4厘米长的段状；羊肉清洗干净后切成薄片状；姜清洗干净后切成薄片状；葱清洗干净后切成段状；

2. 将炒锅置于火上，倒入适量植物油烧热，放入葱花爆香，之后放入羊肉片煸炒，接着撒入葱段、姜片、菠菜段、冬瓜块，翻炒均匀后倒入适量鲜汤，煮沸10分钟左右，加入适量盐、酱油、味精，最后撒入适量湿淀粉汁勾芡即可。

莴笋，利尿、降糖又降压

莴笋的含糖量比较低，矿物质、维生素等营养物质的含量较高，尤其是烟酸，它是胰岛素的激活剂，经常食用能够改善糖尿病患者的糖代谢过程。

莴笋里面富含维生素C、钙、磷、铁等微量元素，可利尿、通乳、促进胃肠蠕动等；内含丰富的钾离子，具有降血压、预防心律失常等功效。

莴笋里面含有的某些对视神经有刺激作用的物质，容易起昏嗜睡的中毒反应，因此，视力弱者、眼疾者，尤其对于夜盲症患者来说，更是不能多食。糖尿病患者可以根据自身身体状况适量食用。

莴笋肉质细嫩，无论是生食还是炒吃均可，能够增进食欲、刺激消化液分泌、促进胃肠蠕动。除此之外，莴笋的营养价值非常高，烹调的时候最好连同叶子一起。

选购莴笋的时候，可以从以下几方面入手：

1. 笋形粗短条顺，不弯曲，看上去非常整齐，吃起来脆而嫩。
2. 笋上不带黄叶、烂叶，笋条没有蔫萎，也不空心，表面上没有锈色。
3. 皮薄，质地脆嫩，水分充足。
4. 味道鲜香，吃起来有股特殊的香气。

莴笋非常适合同木耳搭配食用，两者一同食用，对于高血压、高脂血症、糖尿病等均有一定的防治作用。

一、蒜蓉笋片

材料：莴笋，蒜，酱油，醋，盐，味精，香油。

做法：

1. 将莴笋清洗干净，去掉笋皮后切成片状，放到干净的容器中，加入适量盐腌制 20 分钟；蒜剥好后切成蒜蓉；

2. 捞出莴笋，沥去上面的盐水，然后装到盘子中；

3. 将蒜蓉，以及适量酱油、醋、盐、味精、香油放到干净的碗中，搅拌均匀后浇到莴笋片上即可。

二、清炒莴笋

材料：莴笋 250 克，鸡蛋 2 个，水发木耳 250 克，花生油、精盐、味精各适量。

做法：

1. 将莴笋去皮和叶后清洗干净，切成丝状；鸡蛋打入碗中，调和成蛋汁，木耳泡发后清洗干净，切成丝状；

2. 将炒锅置于火上，倒入适量花生油，油热后，将蛋液倒入锅中，炒成松散的蛋块后，倒入木耳丝、莴笋丝、精盐，炒熟之后，加入适量味精，翻炒均匀即可。

三、莴笋炒肉

材料：莴笋，五花肉，酱油，剁辣椒，植物油，盐，鸡精。

做法：

1. 将莴笋去皮，清洗干净后切圆片，加盐腌制备用；五花肉清洗干净后切成片状，淋上适量酱油；

2. 将锅置于火上，倒入适量植物油，烧热后下剁辣椒呛香，倒入五花肉片滑炒，炒至变色后盛出；

3. 将锅中的余油烧热，倒入莴笋片翻炒，再倒入肉片，撒入适量盐，鸡精调味即可。

菜花，调节血糖水平

菜花味道鲜美，非常受大众欢迎，里面含有丰富的矿物质铬，铬可以有效调节血糖，改善耐糖量和血脂，所以，糖尿病患者应当经常食用菜花，对于病情的控制非常有好处。

菜花为含有类黄酮最多的蔬菜之一。类黄酮除了能够预防感染，还可阻止胆固醇氧化，防止血小板凝结成块，因此能够降低心脏病和卒中发生的危险。天气炎热，口干烦渴，消化不良，食欲不振，大便干结的人宜食；少年儿童常吃菜花能够增强抵抗力，促进生长发育，维护牙齿、骨骼、身体的健康；癌症患者经常食用，有一定的抗癌功效；肥胖者食用可减肥；糖尿病患者食用可稳定血糖。

菜花中的营养丰富，营养成分全面，包括蛋白质、碳水化合物、脂肪、维生素C、胡萝卜素、矿物质等。菜花里面的化学成分会对钙的吸收产生影响，因此，为了充分吸收营养，菜花最好不要和牛奶等富含钙质的食物一同食用。菜花不宜煮得过烂，吃的时候要多嚼一会儿，这样对于营养成分的吸收才有帮助。

在选购菜花时，应当注意选择个体周正，花球坚实，色白粒细，上面没有污迹，没有虫咬处，吃的时候纤维质少，质地细嫩，味道甜美，易消化。

菜花同玉米搭配食用是非常好的，具有健脾益胃、补虚、帮助消化、延缓衰老等功效。

一、豌豆菜花

材料：豌豆，菜花，山楂糕，精盐，花生油，香油，味精。

做法：

1. 将菜花清洗干净，放到淡盐水里面浸泡 10 余分钟左右后捞出，沥干水分，切成小朵；

2. 将切好的菜花放到沸水中烫熟，捞出，沥干水分后放到盘中，撒上适量精盐，搅拌均匀即可；

3. 将炒锅置于火上，倒入适量花生油，放入豌豆，加入适量精盐，翻炒至熟出锅，凉凉后放到菜花盘中；

4. 将山楂糕切成小丁状，撒到菜花盘中，倒入适量香油，味精，搅拌均匀即可。

二、清炒西兰花

材料：西兰花一千克，胡萝卜一根，植物油，盐，鸡精，淀粉。

做法：

1. 将西兰花的根稍微切掉一些，然后用手掰成小朵，清洗干净即可；胡萝卜洗干净后切成片状；

2. 将锅置于火上，加入适量清水，撒入适量盐，将掰好的西兰花放到水中焯 2 分钟左右即可；

3. 等到水再次沸腾时倒入胡萝卜片，放入凉水中一分钟后捞出；

4. 取适量淀粉放入干净的碗中，倒入适量清水调和成芡；

5. 将锅置于火上，倒入适量植物油，油热后倒入西兰花和胡萝卜片，开大火翻炒 2 分钟左右，加适量盐和鸡精，倒入芡粉翻炒即可。

三、蒜蓉西兰花

材料：西兰花，大蒜，植物油，盐。

1. 将西兰花掰成小朵后清洗干净；

2. 将锅置于火上，倒入适量清水，水沸后，将洗干净的西兰花放到里面烫两分钟后捞出，泡在凉水中防止变黄；

3. 大蒜剥皮后切成蒜末，然后将炒锅置于火上，倒入适量植物油，油热后，下一半蒜末，爆香后，倒入焯好的西兰花继续翻炒 3 分钟左右，加入适量盐，出锅之前将剩下的蒜末倒入锅中翻炒即可。

香菇，调节糖代谢水平

香菇为世界第二大食用菌，是我国特产之一，民间将其称之为"山珍"，味道鲜美，香气沁人心脾，富含维生素 C、B 族维生素、钾、多种酶、氨基酸，具有非常好的补气益胃、降血压、降血脂、降胆固醇、抗癌等功效，是一种高蛋白、低脂肪的营养保健食品。

香菇里面的多糖成分具有提高辅助性 T 细胞的活力，进而增强人体内体液免疫功能的功效。香菇为神经衰弱、高血压、高血脂、高胆固醇、心血管疾病、糖尿病、癌症患者适宜食用的菜肴之一，长期食用可以辅助治疗上述症状。

香菇里面富含微量元素硒，它与胰岛素有着相似的调节糖代谢的生理活性，糖尿病患者经常食香菇能够有效降低血糖，缓解糖尿病症状。

香菇可以做汤后食用，非常适合阴阳两虚的患者，因为香菇的滋补阴阳功效非常好。

选购香菇的时候，可以注意以下几点：

1. 挑选香菇的时候，要选择体圆齐正，菌伞肥厚，盖面平滑，质干不碎的。

2. 用手捏菌柄的时候有坚硬感，放开后菌伞随即膨松到原状。

3. 色泽黄褐，菌伞下的褶裥紧密细白，菌柄短而粗壮，离远些闻着有香气，上面没有焦片、雨淋片、霉蛀，无碎屑等。

香菇与莴笋搭配食用是非常好的,具有利尿通便,降脂降压等功效,非常适合慢性肾炎、习惯性便秘、高血压、高血脂等患者食用。

下面就来为大家介绍几款适合糖尿病患者的低糖食谱:

一、香菇鸡肉卷

材料:鸡胸肉,鲜香菇,大白菜,豌豆苗,干豆腐,盐,味精。

做法:

1. 将香菇放到冷水中浸泡,去掉根蒂后清洗干净;豌豆苗择洗干净后切成6厘米长的段状;

2. 将炒锅置中火上,倒入适量植物油,油热后,放入香菇、豌豆苗,以及适量盐、味精,翻炒均匀即可。

二、香菇鸡汤

原料:鸡大腿,香菇,笋子,盐,白酒,葱末。

做法:

1. 将香菇放到水中泡20分钟左右,然后去蒂,对半切开;

2. 将笋子放到清水中泡一下,然后切成段状;

3. 取出鸡大腿肉,清洗干净后切成块状;

4. 将锅置于火上,倒入适量清水,水开后,将鸡大腿放入锅中烫3~4分钟去血水后捞出。

5. 锅中加入适量冷水,然后倒入去好血水的鸡块,放入适量姜片和白酒,等到锅里的水沸后将切好的香菇倒入锅中,撒入适量盐。

6. 锅中的水再次沸腾时加入切段好的笋子,开大火烧沸,然后转成小火慢煨30~40分钟至鸡肉熟烂,加点葱末即可。

三、香菇拌豆腐丝

材料:豆腐丝,香菇,盐,鸡精,香菜末,香油。

做法:

1. 将豆腐丝清洗干净,放到沸水中焯透之后凉凉,切成段状;香菇清洗干净后去蒂切丝,然后放在沸水里面焯软;

2. 将豆腐丝、香菇丝放到盘中，加入适量盐、鸡精、香菜末、香油搅拌均匀即可。

口蘑，控制患者血糖水平

口蘑里面含有大量膳食纤维，具有非常好的预防便秘、促进排毒、预防糖尿病和大肠癌、降低胆固醇含量等功效。

口蘑里面富含锌元素，锌元素能够参与胰岛素的合成、分泌，可以稳定胰岛素结构和功能。锌元素能够增强机体对胰岛素的敏感性，预防糖尿病并发症。

口蘑里面富含抗病毒成分，对于病毒引发的疾病有非常好的治疗作用，能够增强糖尿病患者自身免疫力。

白口蘑里面富含维生素 D，是唯一一种能够提供维生素 D 的蔬菜，白口蘑在受到紫外线照射时会产生大量维生素 D，摄入维生素 D 能够预防骨质疏松，非常适合老年糖尿病患者食用。

口蘑中富含硒元素，并且口蘑里面的硒元素容易被人体吸收，硒元素能够通过改善糖尿病血液黏滞性，延缓糖尿病并发症，改善糖尿病预后。并且，硒元素可以防止胰岛素 β 氧化破坏，帮助它恢复正常功能，促进糖代谢、降血糖、降尿糖。

市场上泡在液体里面的袋装口蘑食用之前应当多洗几次，以去除其中的化学物质，口蘑味道鲜美，食用时不用添加鸡精、味精。

糖尿病患者可以将适量口蘑和冬瓜汤配合食用，口蘑冬瓜汤为非常好的降糖饮品，其中，冬瓜具有利尿消肿、清热解毒之功；口蘑具有补脾益气、健身养胃之功，二者搭配在一起，能够通利小便、降血压。

西红柿中富含番茄红素,和口蘑搭配食用,烹调出的汤羹味道鲜美,能够开胃,对于糖尿病合并动脉硬化具有非常好的食疗功效。

下面就来为糖尿病患者介绍几种低糖食谱:

一、口蘑黄瓜

材料:口蘑500克,黄瓜1根,大葱5克,植物油、盐、水淀粉各适量。

做法:

1. 将黄瓜、口蘑清洗干净后切成片状;大葱清洗干净后切成斜段;

2. 将锅置于火上,倒入适量植物油,等到油温六成热时,放入葱花爆香,再倒入口蘑翻炒至口蘑变软,颜色变深;

3. 放入黄瓜片,翻炒均匀,调入适量盐调味,最后兑入水淀粉,等到汤汁变浓即可。

二、豆苗口蘑汤

材料:豆苗,口蘑,金针菇,姜片,盐。

做法:

1. 将锅置于火上,倒入适量清水,然后把姜片放入水中煮几分钟,水热后加入口蘑;

2. 水沸后加入金针菇、豆苗。调入适量盐,开锅后关火即可。

三、口蘑西兰花

材料:口蘑,西兰花,红椒,生姜,植物油,蒸鱼豉油,盐,鸡精,胡椒。

做法:

1. 将口蘑、西兰花放入水中清洗干净后切片;红椒清洗干净后切成块状;

2. 将锅置于火上,倒入适量植物油,油至七成热时,放入生姜,倒入口蘑,煸炒几分钟;倒入西兰花、红椒,迅速翻炒,调入适量盐、鸡精、胡椒、蒸鱼豉油,勾芡出锅即可。

金针菇，增强机体胰岛素敏感

金针菇里面含有丰富的锌元素，锌参与胰岛素的合成、分泌过程。人体在缺锌的时候，血液里面的胰岛素水平会降低，补锌之后能够增强机体对胰岛素的敏感性，降低糖尿病并发症的发病率。

金针菇中富含蛋白质、多种维生素、微量元素等，里面的精氨酸和赖氨酸对儿童成长、发育非常有好处；此外，金针菇还能增强生物活性，促进新陈代谢，降低胆固醇，抗癌等。

金针菇中含有一种叫作朴菇素的物质，能够增强机体对癌细胞的抗御能力，经常食用金针菇能够降低胆固醇，预防肝脏疾病、胃肠道溃疡，增强机体正气，预防疾病，强健身体；非常适合气血不足、营养缺乏的老人、儿童、癌症患者，肝脏病及胃肠道溃疡、糖尿病、心脑血管疾病患者食用。

我们都知道，人体的免疫力越强就越不容易生病，很多人身体虚弱主要是免疫力太差所致，除了可以通过锻炼身体来增强体质，还可通过调节饮食提高免疫力，而金针菇中含有一种能够提高人体免疫力的蛋白质，经常食用能够帮助人体抵御外邪、对抗疾病。

但是金针菇里面含有秋水仙碱，容易对胃肠道黏膜产生刺激，所以，食用金针菇的时候应当用大火煮上 10 分钟左右，将里面的秋水仙碱破坏掉。

在购买金针菇的时候，应当选择淡黄色至黄褐色的，菌盖的中央边缘稍微有些深，菌柄上浅下深。

金针菇和豆腐搭配食用是非常好的，金针菇具有很好的益智强体的作用，同豆腐搭配食用对于癌细胞有非常好的抑制作用。

下面就来为大家介绍几款金针菇的低糖食谱：

一、金针菇炒鸡蛋

材料：金针菇一把，鸡蛋3个，葱花，蒜泥，盐，酱油，植物油。

做法：

1. 将金针菇的老根切除，然后放到水中清洗干净，沥干上面的水分，之后对半切一下；

2. 将鸡蛋打散，加入适量盐，搅拌均匀；

3. 将锅置于火上，倒入适量植物油，油热后，倒入蛋液，开小火慢煎至蛋液底部凝固；

4. 翻过蛋身再煎15秒，然后将蛋饼盛出，备用；

5. 将锅置于火上，倒入适量植物油，下葱花和蒜泥爆香，然后倒入金针菇进行翻炒，再倒入备用鸡蛋，炒至金针菇变软后，调入适量酱油、盐，翻炒均匀即可。

二、菠菜炒金针菇

材料：菠菜，金针菇，蒜头，橄榄油，盐。

做法：

1. 将菠菜择洗干净后切成段状；金针菇择洗干净后切成两段；蒜头清洗干净后切成片状；

2. 将锅置于火上，倒入适量橄榄油，放入蒜片爆香后再放入金针菇段、菠菜段，以及适量调味料，翻炒均匀即可出锅。

三、拌金针菇

材料：金针菇，香菜，麻油，酱油，味精，胡椒粉。

做法：

1. 将金针菇去根后清洗干净，切成段状；

2. 将锅置于火上，倒入适量清水，水沸后，倒入金针菇，焯透后过凉水，沥干水分后装盘；

3. 加入香菜，倒入适量麻油、酱油、味精、胡椒粉，搅拌均匀就可以了。

银耳,维持胰岛素正常分泌

银耳里面含有一种叫作银耳多糖的物质,对胰岛素的活性有非常好的改善作用;银耳热能较低,并且富含膳食纤维,糖尿病患者经常食用银耳能够延缓血糖上升。

银耳里面富含钙、磷等多种矿物质元素,丰富的胶质、多种维生素、氨基酸等营养成分,具有滋阴润肺、补脑提神、美容润肤、延年益寿之功。

银耳还可以提高肝脏的解毒功能,能够起到保肝作用;银耳对于老年慢性支气管炎、肺源性心脏病等均有疗效。非常适合阴虚火旺、老年慢性支气管炎、肺源性心脏病、糖尿病、免疫力下降、体质虚弱、内火旺盛、虚痨、癌症、肺燥干咳、便秘的患者食用。

吃银耳的时候应当先放到温水中浸泡,泡发后清洗干净,然后择掉上面粗老的地方,再将其撕成小片。银耳中尚未泡发的地方要去除,尤其是呈现出淡黄色的地方。

在选购银耳的时候,可以从以下几方面入手:

1. 优质的银耳,耳花大,并且松散,耳肉肥厚,呈现出白色或略带微黄,蒂头无黑斑,无杂质,朵形比较圆整,大而美观。

2. 用手摸上去,质量好的银耳非常干燥,没有潮湿的感觉。

3. 品尝的时候,质量好的银耳无异味,如果吃起来有辣味,属于劣质银耳。

4. 拿起来放到鼻子处闻一闻,银耳受潮之后会发霉变质,如果闻出酸味或其他气味就不可以再吃了。

银耳和木耳搭配起来吃是非常好的，因为银耳具有补肾润肺、生津提神等功效，木耳具有益气润肺、养血养容等功效，利于糖尿病患者补养身体。

下面来为大家介绍几款适合糖尿病患者食用的南瓜低糖食谱：

一、银耳南瓜汤

材料：银耳，南瓜，盐，鸡精，麻油。

做法：

1. 将银耳放到清水中浸泡半小时左右，然后去掉根部，清洗干净，开小火煮 5 分钟左右，捞出、沥干上面的水分；

2. 将南瓜去掉皮和瓤后切成小块，然后放到锅中继续煮 5 分钟左右，加入处理好的银耳，调少许盐、鸡精，最后淋上几滴麻油即可。

二、南瓜浓汤

材料：南瓜，胡萝卜，洋葱，西芹，肉桂粉，豆蔻粉，黑胡椒粉，植物油，盐。

做法：

1. 将南瓜清洗干净后切成块状，放到蒸锅上蒸熟；

2. 将蒸好的南瓜取出，去掉外皮后切成小丁状；胡萝卜清洗干净后去皮，切成片状；洋葱清洗干净后切成片状；西芹清洗干净后切成薄片备用；

3. 将炒锅置于火上，油热后，依次放入洋葱片、胡萝卜片、西芹片、南瓜丁进行翻炒，再倒入适量高汤，煮沸后转成小火继续煮 15 分钟左右；

4. 煮好之后，关火，凉凉，之后倒入榨汁机中，打成泥状，将泥状南瓜汤倒回锅中，加入适量盐、黑胡椒粉煮沸即可。

三、银耳拌芹菜

材料：银耳，芹菜，鸡精，盐，蒜末，香油。

做法：

1. 将银耳放到清水中泡发后清洗干净，再放到开水中焯透，撕成片状；芹菜清洗干净后切段状，放到开水中烫熟；

2. 将银耳和芹菜放到盘中，加入适量鸡精、盐、蒜末、香油，搅拌均匀即可。

乌鸡，抗氧化，预防糖尿病

乌鸡里面含有大量抗氧化物质，能够改善肌肉强度，延缓衰老，利于糖尿病的预防。

乌鸡既是食材又是药材，性平、味甘、无毒，具有滋补肝肾，益气，补血，滋阴清热，调经活血，止崩治带，治心腹痛等功效。并且，乌鸡也是一种上好的烹饪原料，肉质鲜嫩，味道鲜美，能够烹饪出色、香、味各具特色的多种菜肴。

乌鸡肉质细嫩，味道鲜美爽口，富含人体不可缺少的赖氨酸、蛋氨酸和组氨酸，以及丰富的蛋白质、黑色素、多种维生素、微量元素等，其营养价值非常高，具有一定的医疗保健之功，是非常好的滋补品。也可以调节人体免疫功能、抗衰老，因此有"药鸡"的称号。

乌鸡中富含维生素A、微量元素硒、黑色素，具有清除体内自由基，抑制过氧化脂质形成，抗衰老，抑制癌细胞生长之功。

乌骨鸡中富含大量铁元素，可滋阴补血、健脾固冲，能够有效治疗女性月经不调、缺铁性贫血等症。

乌鸡中富含蛋白质，多种维生素、硒、铁、铜、锰等微量元素，但是胆固醇含量非常低，为高蛋白、低脂肪的滋补品。对于糖尿病患者有非常好的补益作用。乌鸡能够清洁人体血液，可辅助治疗高血压、心肌梗死等心血管疾病。研究证明，乌鸡中富含 DHA、EPA，还能够提高儿童智力，预防老年性痴呆症、脑血栓、心肌梗死。

乌鸡中富含维生素、赖氨酸、蛋氨酸、组氨酸等，常食可有效调节生理机能，增强自身免疫力。乌鸡里面的维生素 E 含量很多，如果配合 B 族维生素食物食用，能够增进体力。乌鸡连骨熬汤具有非常好的滋补功效。用砂锅小火慢炖最好，能够很好地保持乌鸡中的营养，不宜用高压锅炖煮。

但是乌鸡虽然为补益上品，但多食易生痰助火，生热动风，所以体肥、邪气亢盛、邪毒未清、严重皮肤疾病者应当少食或忌食，患严重外感疾患者也不宜食用。

乌鸡和竹荪搭配是非常好的，乌鸡肉低脂肪、高蛋白，竹荪富含膳食纤维，一同熬煮成汤，能够降低人体胆固醇的吸收。

下面就来为糖尿病患者介绍几种常见的乌鸡低糖食谱：

一、花菇苦瓜乌鸡汤

材料：乌鸡，苦瓜，花菇，火腿，枸杞，姜，蒜，葱。

做法：

1. 将乌鸡切成小块，锅中加少量水烧至温热，然后放入鸡块，开锅后煮 7 分钟左右，捞出，冲洗干净备用；

2. 花菇要提前泡水，清洗干净，备用；火腿切成丝状，姜清洗干净后拍碎，蒜清洗干净后去皮待用；

3. 砂锅中加适量清水，放入鸡块，火腿丝，加适量黄酒、姜、蒜、葱，放入花菇即可；

4. 将砂锅置于火上，开大火烧沸，然后转成小火继续慢炖一小时左右；

5. 苦瓜切成片状，放到沸水里面焯透，再放到冷水中去除苦味；

6. 等到鸡块炖好后放入苦瓜、枸杞，继续炖五分钟即可。

二、茶树菇乌鸡汤

材料：乌鸡，干茶树菇，生姜，枸杞，盐。

做法：

1. 取乌鸡半只清洗干净，放到开水中焯一下；干茶树菇放到清水中泡软后清洗干净，换水再浸泡三个小时；姜片、枸杞清洗干净；

2. 汤煲里面放入乌鸡、茶树菇、枸杞、姜片，放入泡茶树菇的水，加适量清水，煲2小时，加适量盐调味即可。

三、紫米乌鸡饭

主料：乌骨鸡1 000克，黑米100克，稻米50克。

做法：

1. 将紫米、大米一同放入盆中淘洗干净，捞出沥干，放到水中浸泡2小时，再移入电饭锅中煮熟；

2. 将乌鸡清洗干净，擦干鸡身内外水分，用米酒抹匀鸡身里外，放15分钟；

3. 碗中加入适量盐、胡椒粉、糖、五香粉，搅拌均匀，涂在鸡身里外，腌制2小时备用；

4. 将煮好的米饭塞到鸡腹中，塞至八分满后放到蒸笼里用中火蒸半小时，取出稍凉后将鸡胸切开，露出紫米饭就可以了。

鸡肉，为糖尿病患者补充蛋白质

糖尿病患者消耗的蛋白质比正常人多很多，因此需要及时补充蛋白质，鸡肉中富含优质蛋白质，并且容易被人体消化吸收，为糖尿病患者很好的蛋白质来源。

鸡肉里面富含蛋白质、脂肪、钙、磷、铁、维生素A、B族维生素、烟酸等营养物质，非常适合脾胃虚弱、腹泻、气血不足、疮疡久不愈合等患者食用。

从中医的角度上说，鸡肉有温中益气、补虚填精、健脾胃、活血脉、强筋骨等功效。血虚目暗、夜盲翳障者、老人、病人、体弱者均宜食用；而感冒发热、内火偏旺、痰湿偏重之人、肥胖症患者则应尽量避免食用。糖尿病患者可以针对自身情况食用。

从现代营养学的角度上说，虽然鸡肉中优质蛋白含量较高，但是与其他肉类相比，鸡肉里面缺乏维生素B_{16}、维生素C、维生素D，并且由于鸡饲料中可能添加激素，因此激素残留的概率很大，长期食用容易导致孕妇回奶。此外，鸡肉中胆固醇含量较高，长期服用，势必会导致胆固醇积存，不利于身体健康，并且很可能会增加心脏病、脑血栓等疾病的发病概率。

选购鸡肉时，一定要注意以下几点问题：

1. 在购买生鸡肉的时候一定选择挑新鲜的，最好不买冷冻鸡，肉质鲜红的鸡最好也不要购买。还要记住一点，新鲜鸡肉通常富有弹性，用手指按压后鸡肉会很快复原，一旦鸡的眼睛凹陷下去，则可说明这只鸡已经不新鲜了，应避免购买。

2. 购买超市熟食烧鸡的时候，主要是看鸡眼，通常情况下，鸡的眼睛半睁半闭，基本上就能判定不是病鸡，可如果是病死的鸡，死时眼睛已完全闭上。

此外，肉皮里的鸡肉如果是白色的，基本上可以断定是用健康鸡烧制而成的，但是如果是病瘟鸡，死的时候没有经过放血这一步骤，做出来的烧鸡肉色会变红。

鸡肉与木耳搭配食用是非常好的。具有益气、养胃、润肺、凉血止血、降脂减肥等功效，二者同食，对于高血压、高脂血症、糖尿病等均有一定的防治作用。

下面就来为糖尿病患者介绍几款鸡肉的低糖食谱：

一、黄豆鸡汤

材料：鸡肉半只，黄豆 100 克，胡萝卜一根，花椒，大料，香叶，盐。

做法：

1. 将黄豆放到清水中泡发后清洗干净；胡萝卜清洗干净后切成块状；鸡肉清洗干净后切成小块，放到开水中焯一下，捞出，沥干水分，备用；

2. 将锅置于火上，倒入适量清水，然后放入鸡肉块、胡萝卜块、黄豆、花椒、大料、香叶、少量盐一同煮开；

3. 撇去汤锅上面的泡沫，然后转成小火继续熬煮半小时以上，直到黄豆、鸡肉变得软烂，再加入适量盐调味即可。

二、红烧鸡块

材料：鸡胸肉，葱末，姜末，油，淀粉，香油，糖，酱油，味精，花椒粉，盐，醋，酒。

做法：

1. 先将鸡胸肉清洗干净，然后切成大小适中的长条块，再加入淀粉、香油、糖、酱油腌泡半个小时左右，使其入味即可；

2. 将炒锅置于火上，开旺火，倒入适量油，等到油热后放入葱末和姜末爆香，再放入腌好的鸡肉，开旺火烹调 5 分钟左右即可。

三、香菇蒸鸡

材料：鸡肉，香菇，胡萝卜，葱，姜，酱油。

做法：

1. 将胡萝卜清洗干净后切成丝状；香菇清洗干净后切成粒状；姜清洗干净后切成丝状；鸡肉清洗干净后切成丁状；

2. 将切好的鸡肉放入盘子里面，用姜丝和酱油腌制一会儿后搅拌均匀，上锅蒸 20 分钟左右即可；

3. 出锅 2 分钟以前撒上适量葱花即可。

鸭肉,辅助治疗糖尿病

鸭肉里面的脂肪含量非常低,并且大都是不饱和脂肪酸,经常食用能够防治糖尿病性心血管并发症;富含种维生素,以及钾、铁等矿物质成分,均有一定的辅助治疗糖尿病功效。

鸭肉里面富含蛋白质、维生素A、B族维生素、维生素E及钾、铁、铜、锌等营养素,具有滋阴补血、保护肾脏、防治心血管疾病等功效。

鸭肉里面含有丰富的烟酸,它是构成人体中两种重要辅酶的成分之一,非常适合心肌梗死等心脏疾病患者食用。也适合癌症患者及放疗化疗后的患者,糖尿病、肝硬化腹水、肺结核、慢性肾炎浮肿的患者食用。

鸭肉和鸡肉的营养价值相似,从中医的角度上讲,鸭肉性味甘、寒,入肺肾经,具有滋补、养胃、补肾、消水肿、止热痢等功效。内热患者非常适合吃鸭肉,体质虚弱、发热、大便干燥、水肿患者常吃鸭肉对身体非常有好处。在烹调老鸭的时候,可以在里面放上几片火腿或腊肉,这样一来,炖熟的鸭肉味道会更鲜美。

在选购鸭肉的时候,可以从以下几点注意:

1. 如果是宰杀活鸭,会因为鸭子挣扎的缘故,刀口变得不平整,并且会因为心脏跳动,产生血液浸润现象。如果刀口出现的是一条平滑曲线,并且没有血液浸润鸭肉,可以说明鸭为病死后被宰杀的。

2. 新鲜鸭肉的眼球非常饱满,眼睛的色泽明亮。

3. 新鲜鸭蹼有弹性,当我们用手指按压鸭肉时,鸭肉会快速反弹,并且表面饱满有光泽。

4. 鸭肉上面的脂肪是淡黄色的，如果变得不新鲜，鸭肉脂肪的黄色会慢慢变淡，而且肉质会发黏。

5. 新鲜鸭屁股看上去非常干净，但病死的鸭屁股会有些绿色。

鸭肉和生姜搭配食用是非常好的，鸭肉具有滋阴补血之功，生姜味辛性温，一同烹调，能够助火，促进血液循环，非常适合糖尿病患者食用，对血管健康大有益处。

下面就来为糖尿病患者介绍接种鸭肉的低糖食谱：

一、鸭肉杂烩粥

材料：鸭肉，米饭（蒸），葱，植物油，高汤，酱油，酒，盐少许。

1. 将鸭肉清洗干净后斜刀切片；葱清洗干净后切成段状；

2. 将锅置于火上，倒入适量植物油，略煎鸭片两面，捞出；

3. 在锅中加入适量高汤、酱油、酒、盐，开锅的时候放入鸭片和葱段，煮6分钟左右放入米饭，继续煮5分钟即可。

二、鸭肉拌黄瓜

材料：鸭肉，黄瓜，盐，味精，蒜末，香油。

做法：

1. 将鸭肉清洗干净，煮熟之后撕成丝状；黄瓜清洗干净后切成丝状；

2. 将鸭肉丝、黄瓜丝放到盘中，加入适量盐、味精、蒜末、香油，搅拌均匀即可。

三、薏苡仁陈皮鸭肉汤

材料：鸭肉250克，薏苡仁30克，莲子30克，桂圆肉15克，陈皮6克，盐。

做法：

1. 将鸭肉清洗干净后切成块状，然后将薏苡仁、莲子、桂圆肉、陈皮清洗干净，备用；

2. 将上述食材一同放入砂锅里面，倒入适量清水，先开大火煮沸，然后转成小火继续熬煮1个小时左右，加入适量盐调味即可。

兔肉，低脂低胆固醇的高蛋白肉类

兔肉中富含蛋白质，但却属于低脂肪、低胆固醇的肉类，尤其是脂肪、胆固醇的含量要低于其他肉类，非常适合高胆固醇糖尿病患者食用。兔肉的高蛋白、低脂肪特性，既营养丰富，又不会使人发胖，为理想的"美容食品"。兔肉中蛋白质含量高达21.5%，几乎为猪肉的2倍，比牛肉还要高18.7%，但是脂肪含量仅为3.8%，为猪肉的1/16，牛肉的1/5。

兔肉中富含卵磷脂，这种营养物质是大脑和其他器官发育的重要营养物，有健脑益智之功。经常食用兔肉具有保护血管壁，阻止血栓形成之功，对于高血压、冠心病、糖尿病患者来说都是非常有好处的，同时增强体质，健美肌肉，还可保护皮肤细胞活性，维护皮肤弹性。

兔肉里面所含的脂肪和胆固醇远远低于其他肉类，并且脂肪大都为不饱和脂肪酸，经常食用兔肉，能够强身健体，却不会增肥，为肥胖患者理想的肉类，女性经常食用肉类，可保持身体苗条，所以，国外女性将兔肉称作"美容肉"；经常吃兔肉，可祛病强身，因此，又有人将兔肉称作"保健肉"。

兔肉中富含多种维生素，同时含有8种人体必需氨基酸，含有较多人体容易缺乏的赖氨酸、色氨酸，所以，经常食兔肉可防止有害物质沉积，帮助儿童健康成长和老人延年益寿。

切兔肉的时候，一定要顺着纤维纹路切，这样就能够保持肉的形态美观和口味鲜嫩。兔肉的适宜烹饪方法为：炒、烤、焖等，还可红烧、粉蒸、炖汤等。

选购兔肉的时候要从以下几方面注意：新鲜兔肉通常呈现出暗红色，

并且会略带有灰色，肉质柔软。超市中出售的兔肉常为冷冻品。优质的兔肉也应当是色红均匀，有光泽，脂肪洁白或淡黄色；并且兔肉结构紧密坚实，肌肉纤维韧性强；如果外表是风干的，一定要有风干膜，或外表湿润，但不黏手，可以闻到正常兔肉气味。

兔肉和枸杞子搭配食用是非常不错的，能够治疗腰酸背痛、头昏耳鸣、两目模糊等症。

下面就来为糖尿病患者介绍几种用兔肉烹饪的低糖食谱：

一、罗汉果炖兔肉

材料：兔肉，罗汉果，莴苣，植物油，鲜汤，葱，姜，盐，味精，料酒，酱油。

做法：

1. 将兔肉清洗干净后切成块状；罗汉果清洗干净后打破；莴苣清洗干净后去皮，切成块状；姜清洗干净后切成片状；葱清洗干净后切成段状；

2. 将锅置于火上，倒入适量植物油，油热后，下姜片、葱段爆香，然后放入兔肉、罗汉果、莴苣翻炒；

3. 倒入鲜汤，然后加入适量盐、味精、料酒、酱油，烧至兔肉熟透即可。

二、桂花兔肉

材料：兔肉，醋，熟花生油，苏打粉，精盐，鸡蛋1个，料酒，淀粉，味精，绍酒，面粉，大葱，白糖，桂花，生姜，酱油，芝麻油，鲜汤。

做法：

1. 将兔肉放到清水中浸泡，捞出，沥干水分，切成宽大片状后放到瓷碗中，加入适量清水，用苏打粉浸泡半小时左右除血腥味，再放入冷水漂洗两遍，取一块干净的纱布，包好兔肉片，挤掉里面的浮水，加入适量料酒、酱油腌渍入味，沾上面粉，做成桂花兔肉生坯；

2. 将大葱、生姜清洗干净后切成细丝；鸡蛋磕到碗中，加入适量淀粉搅拌均匀，取出一个小碗，加入适量鲜汤、精盐、绍酒、白糖、桂花、味精、芝麻油，搅拌均匀后勾兑成咸甜味芡汁；

3. 将炒锅置于火上，倒入适量熟花生油，烧到五成热时，将粘好面粉的兔肉一片片拖蛋糊，放在油中炸成金黄色，倒在漏勺中，沥干油；

4. 将原炒锅刷干净，倒入适量熟花生油，烧热后撒入葱丝、姜丝炒香，放入炸好的兔肉片，烹入勾好的调味芡汁，翻炒均匀后沿着锅边淋醋，翻炒均匀，撒上适量芝麻油即可。

三、兔肉南瓜饭

材料：兔肉，南瓜，大米，盐，鸡精，料酒，老抽，葱，姜，蒜。

做法：

1. 兔肉清洗干净后泡水中，中途要换三次水，直至兔肉颜色发白，捞出，沥干水分；将兔肉切成小块，加适量盐、老抽、料酒腌制半小时左右；

2. 大米放到清水中浸泡半小时左右，沥干备用；南瓜清洗干净后切成丁状；葱姜蒜清洗干净后切成末状；

3. 将锅置于火上，锅热后，放少许色拉油，油温热后放入葱姜蒜末爆香；将腌制好的兔肉放到锅中翻炒至变色；放南瓜块入锅中，一起翻炒至南瓜软烂，加少适量料酒、老抽继续翻炒；放泡好沥干的大米翻炒片刻；

4. 在锅中放入适量水、盐、鸡精煮一分钟；移入电饭煲煮饭，等煮饭键跳起后继续焖20分钟即可。

羊肉，提高机体免疫力

羊肉里面含有一种叫作 CLA（共轭亚油酸）的脂肪酸，能够有效减少组织里面的脂肪，进而提高胰岛素相对数量比例，对于血糖的控制和改善都有非常好的效果。

羊肉里面富含蛋白质、脂肪、磷、铁、钙、维生素 B1、维生素 B2 和烟酸、胆甾醇等物质，其益气补虚、温中暖下的功效很不错。

不但如此，羊肉对于肾亏阳痿、腹部冷痛、体虚怕冷、腰膝酸软、面黄肌瘦、气血两亏、病后或是产后身体虚亏等一切体虚症状均有一定的治疗、补益效果，非常适合冬季食用。

李时珍曾经在《本草纲目》一书中提到："羊肉能暖中补虚，补中益气，开胃健身，益肾气，养胆明目，治虚劳寒冷，五劳七伤"。但是羊肉气味很重，对胃肠的消化负担比较大，不适合脾胃功能差的人食用，同猪肉和牛肉一样，过量食用羊肉脂肪，对心血管系统会产生压力，因此，虽然食用羊肉有很多好处，但物极必反，适可而止才是最好的。

通常情况下，人们在爆炒羊肉时可以加入大量大葱，这样能够充分将羊肉里面的膻味去掉。在选购羊肉的时候要注意，羊肉的颜色通常为暗红色，其脂肪则为白色，肌肉纤维又细又软，膻味非常大。

将羊肉和豆腐搭配在一起食用，不但能够有效补充多种微量元素，里面的石膏还能够起到清热泻火、除烦、止渴之功。下面就来为糖尿病患者介绍几款羊肉的低糖食谱：

一、羊肉炖胡萝卜

材料：羊肉，胡萝卜，料酒，葱，姜，盐，鸡精。

做法：

1. 将羊肉、胡萝卜清洗干净后切成块状；姜清洗干净后拍破；葱清洗干净后切成段状；

2. 将羊肉块放到开水中焯透，捞出沥干，之后放到锅中炒成白色；

3. 放胡萝卜块，调入适量料酒、葱、姜、盐、水；

4. 水沸后开小火煮 1 小时左右，撒上适量鸡精即可。

二、羊肉白菜汤

原料：羊肉，白菜，姜片，葱段，八角，桂皮，花椒，料酒。

做法：

1. 将羊肉清洗干净后切成片状；

2. 将锅置于火上，倒入适量清水，然后放入羊肉片，加适量料酒烧沸，撇去上面的浮沫，然后捞出羊肉；

3. 将锅中的水倒掉，锅重新清洗一次，放入羊头，倒入适量开水，放入姜片、葱段、八角、桂皮、花椒、料酒；

4. 开大火烧开后转成小火继续炖约1小时至羊头炖烂为止；

5. 大白菜清洗干净后切成大片，放到锅中，加适量食盐，继续煮5分钟左右即可。

三、凉拌羊肉

材料：羊肉，香菜，洋葱，辣椒酱，香油，白醋，盐，生抽。

做法：

1. 将羊肉清洗干净后放入锅中，加适量清水，以没过羊肉为度，水沸后，撇去上面的浮沫，然后转成小火继续熬煮至熟；

2. 将煮好的羊肉放到冰箱中冷冻，至半冻半解的时候切成片状；

3. 香菜择洗干净后切成末；洋葱清洗干净后切成丝状，同葱丝、香菜末一同放到盆中，再倒入羊肉片，撒上适量生抽、盐、香油、白醋，搅拌均匀，爱吃辣的朋友可以再撒上适量辣椒酱。

牛肉，增加胰岛素合成

牛肉是肉类里面锌含量最高的，锌既能够支持蛋白质合成，增强肌肉力量，还能够提高胰岛素合成代谢效率，可以帮助糖尿病患者控制血糖。

牛肉里面富含蛋白质、脂肪、钙、磷、铁等矿物质，以及维生素B_1、

维生素 B_2、胆甾醇等成分，具有补脾胃、益气血、强筋骨等功效。

牛肉中丰富的蛋白质和氨基酸的组成与人体需要很接近，可以增强人体抗病能力，手术过后、病后调养等需要补充血液、修复组织的人都非常适宜食用。冬天吃牛肉，具有暖胃之功，是冬季补益之佳品。

中医上认为，牛肉可补中益气、滋养脾胃、强筋健骨等，非常适合气短体虚、筋骨酸软、贫血久病、面黄者食用。《本草纲目》中说牛肉可"安中益气、养脾胃、补虚壮健、强筋骨、消水肿、除湿气"，由此可见，食用牛肉对身体是非常有好处的。古人将牛肉的补气功效与黄芪媲美，凡是体弱乏力、气虚自汗、筋骨酸软者都可炖食牛肉。

牛肉同仙人掌一起食用，具有抗癌止痛、提高机体免疫功能等效果；与南瓜搭配食用，具有补脾益气、解毒止痛之功，多用来防止糖尿病引发的动脉硬化，胃及十二指肠溃疡等病症。

在选购牛肉的时候，可以从以下几方面着手：

新鲜牛肉的色泽鲜红，而且上面有光泽，肉纹幼细，肉质和脂肪非常坚实，摸上去无松弛之感。等到我们将尖刀插到肉中拔出来的时候，会觉得肉非常有弹性，肉上的刀口也会随着刀地拔出而变得紧缩。

下面就来为糖尿病患者介绍几款牛肉的低糖食谱：

一、西红柿牛肉汤

原料：牛肉，番茄黄豆，西红柿，洋葱，番茄酱，盐。

做法：

1. 将牛肉飞水后放到热水中冲洗干净；

2. 倒入一罐番茄黄豆，然后将牛肉、洋葱、西红柿切成块状，淋上番茄酱；

3. 一次性加入足够量热水，开大火煮沸，然后继续熬煮 10 分钟，再转成小火熬 50 分钟左右，加入适量盐进行调味即可。

二、白切牛肉

原料：牛腱子肉 600 克，白酱油 25 克，红辣椒丝 20 克，味精 1 克，香菜段 5 克，香油 25 克，蒜蓉 10 克，精盐，葱段，姜块，八角 2 枚，黄酒。

做法：

1. 将牛腱子肉清洗干净，去掉上面的血水后放到沸水中烫一下，然后放到锅中，加入适量清水淹没，放到旺火上烧沸，撇去浮沫，加入适量黄酒，2 枚八角，姜块（拍松）、葱段、精盐各适量，盖好锅盖，移到小火上熬煮至酥烂，用筷子能够戳穿时为宜，关火，凉凉，取出牛肉；

2. 将牛肉切成薄片后整齐地摆在平盘里面，取白酱油、味精、香油一起放到碗中，搅拌均匀后浇到牛肉片上，撒上香菜段、红辣椒丝、蒜蓉即可。

三、炝肉丝莴笋

材料：生瘦牛肉 150 克，净莴笋 150 克，鸡蛋清 1 个，湿淀粉，熟豆油，精盐、味精、花椒粒、姜丝、葱丝各适量。

做法：

1. 将生瘦牛肉清洗干净后切成丝状放到盆中，加入适量精盐、湿淀粉、蛋清，搅拌均匀，放入热油里面迅速划散开，等到牛肉变色的时候捞出，放到凉水中过凉，沥干水分；莴笋清洗干净后切成丝状，放到开水中烫透，捞出，再放到凉水中过凉，沥干水分后装盘；

2. 将莴笋丝放在最下端，肉丝放到莴笋丝上面，然后将葱丝、姜丝撒到上面，浇上炸好的花椒油，略焖一会儿，加入适量精盐、味精，搅拌均匀即可。

鳗鱼，促进胰岛素合成

鳗鱼里面富含铬元素，而铬是人体中制造胰岛素的主要原料；含有的DHA（二十二碳六烯酸）能够有效预防糖尿病性心、脑血管疾病。

鳗鱼里面含有被称作"脑黄金"的DHA及EPA（深海鱼油成分，DHA是二十二碳六烯酸，EPA是二十碳五烯酸），鳗鱼中这两种物质的含量要比其他海鲜、肉类都高很多，并且DHA、EPA被证明有预防心血管疾病的作用，因此非常适合五脏虚损、贫血、糖尿病、夜盲人、肺结核、妇女崩溃带下者食用。

鳗鱼中营养丰富，具有补虚养血、祛湿、抗结核之功，为久病、虚弱、贫血、肺结核患者非常喜欢的营养品，鳗鱼中含有一种西河洛克蛋白，具有非常好的强精壮肾功效，为年轻夫妇、中老年人适宜的保健食品。鳗鱼中钙质含量高，常食可增加血钙、强壮身体。鳗鱼中丰富的维生素A对眼睛非常好，是夜盲症患者的优良食物。

鳗鱼柔嫩肥美，烹调方法很多，煎炸、红烧、炒、蒸、炖、熬汤都可以。选购鳗鱼的时候可以从以下几点入手：鱼的身体柔软，并且呈现出青蓝色，含有适度的脂肪，无异味，则说明是新鲜的优质鳗鱼。

在蒸鳗鱼的时候可以加入适量料酒，对于虚劳体弱的糖尿病患者来说具有非常好的补益作用的。

下面就来为糖尿病患者介绍几款鳗鱼的低糖食谱：

一、淡香鳗鱼

材料：河鳗，猪油，火腿肠，大葱，姜，料酒，盐，味精，胡椒粉。

做法：

1. 将鳗鱼宰杀后清洗干净，切成段状，放到开水里面汆一下，捞出，用清水清洗干净；猪板油切成丁状；火腿肠切成末状；

2. 盘中放鳗鱼段，放入猪板油丁、火腿末、葱、姜、料酒、盐、味精、胡椒粉，放到笼屉中开大火蒸20分钟左右取出，除掉上面的葱、姜即可。

二、鳗鱼干烧肉

材料：鳗鱼干，五花肉，老姜，香葱，生抽，老抽，冰糖，白酒，植物油。

做法：

1. 鳗鱼干放到凉水中浸泡三个小时左右后清洗干净，切成段状；

2. 五花肉切成块状，放到凉水锅中，焯煮之后去掉上面的血沫，捞出，沥干水分；

3. 将炒锅置于火上，倒入适量植物油，放入五花肉块、老姜，开小火煸炒至微黄，烹入白酒；

4. 等到白酒的香味出来后，加入适量生抽、老抽、冰糖翻炒上色，倒入足量开水，再放入切好的鳗鱼干，香葱打结放到锅中，开中火，盖好盖后烧1个小时左右；

5. 扔掉香葱结，收干汤汁即可。

三、清蒸鳗鱼

材料：鳗鱼一条，姜片，盐，料酒，鸡精。

做法：

1. 将鳗鱼清理干净，在鱼身上撒适量食盐，抹匀后腌制3小时以上；姜清洗干净后切成片状；

2. 将腌制好的鳗鱼放到大盘里面，切开，放上姜片、料酒、适量鸡精，之后放到蒸锅里面，盖好盖，蒸7~8分钟，开盖取出即可。

黄鳝，降糖、调节血糖

黄鳝里面含有能够降低血糖、调节血糖的"鳝鱼素"，并且富含EPA（二十碳五烯酸）和DHA（二十二碳六烯酸），能够保护胰腺细胞，为糖尿病患者的理想食品。

黄鳝里面富含蛋白质、维生素A、钙、磷、铁等营养物质，具有益气血、补肝肾、强筋骨、祛风湿等功效。而鳝鱼里面丰富的DHA、卵磷脂是脑细胞不可缺少的营养物质，糖尿病患者、高血脂、冠心病、动脉硬化者均宜食用。

黄鳝味干，大温，无毒，能够补益血，治疗唾液过多；能够补虚损，适合产后恶露淋漓不尽、血气不调、消瘦等女性食用。吃鳝鱼肉还能够止血，帮助身体清除腹中冷气和湿痹气，还能够将体内十二经中的风邪清除出去。体虚出汗、消化不良者皆宜食用。

除此之外，黄鳝里面富还含维生素A，能够增进视力，防止夜盲症、视力衰退，可以防止糖尿病患者并发眼部疾病。并且，维生素A还能够抵抗呼吸系统感染，促进发育，强壮骨骼。

黄鳝的烹调方法很多，可以炒、爆、烧、炸、炖等，黄鳝骨少肉多，其常见烹调方法为红烧、炖汤，但是不宜和葡萄、柿子、山楂、石榴、青果、红枣、菠菜等同食。

在选购鳝鱼的时候，应当挑选个体肥壮，体色深黄，背部、两侧分布不规则褐黑色大斑的黄鳝。

黄鳝与青椒搭配食用，可以有效延缓血糖升高；和冬瓜一同熬炖，能够缓解风湿关节病；和猪蹄、牛蹄筋一同炖煮，其强筋健骨功效更突出；和猪肉一同煮食，具有补气之功；和白菜帮、山药一同炖煮，非常适合糖尿病患者食用。

下面就来为糖尿病患者介绍几款黄鳝低糖食谱：

一、水煮黄鳝

材料：黄鳝，花雕酒，姜片，蔬菜，香菜，花生油，红辣椒干，花椒。

做法：

1. 将去骨的黄鳝切成段状后清洗干净；
2. 将锅置于火上，倒入适量清水、花雕酒、姜片，烧开；
3. 每次放入适量鳝片到锅中烫一下，立即捞出放到冰水里面，全部烫好之后，将鳝鱼片放到垫好蔬菜的盆子里面，撒上香菜；
4. 将锅置于火上，倒入适量花生油，等熬油温达到六成时，放入红辣椒干、花椒略炸香；
5. 连同油一起倒在盆中，将鳝片在盆底涮一下，入咸味即可。

二、鱼香黄鳝

材料：黄鳝，植物油，葱，姜，蒜，料酒，酱油，醋，豆瓣酱，麻油。

做法：

1. 将黄鳝宰杀后清理干净，切成段状，放入干净的容器中，倒入适量料酒腌制；
2. 取豆瓣酱剁碎，取蒜3瓣、姜1片，将蒜和姜压成蓉状；
3. 将锅置于火上，倒入适量植物油，油热后，倒入蒜蓉和姜蓉爆香，加入豆瓣酱继续炒，倒入适量清水烧沸，再加入鳝段，倒入适量醋、酱油，炖煮一会儿；
4. 出锅之前淋上几滴麻油，勾薄芡，撒上葱花即可。

三、红烧鳝鱼

材料：黄鳝，姜，大头蒜，料酒，生抽，油。

做法：

1. 将鳝鱼剖洗干净之后，放到开水中去除鳝鱼身上的滑腻物；

2. 将剖洗好的鳝鱼切成段状，每隔一段剪成一两道小口子，上面放上姜丝和剥好的蒜瓣，备用；

3. 将锅置于火上，倒入适量油，油热后，先放下姜丝、大蒜煸香，倒入黄鳝段，翻炒几下后倒入适量料酒，翻炒均匀，倒入生抽调味，翻炒均匀后倒入适量清水，转成小火炖煮，慢慢煨至黄鳝段入味，翻炒均匀后，继续煨至大蒜变软、收干汤汁即可。

海带，改善耐糖量、降血糖

海带里面富含海带多糖，可以让糖尿病患者的糖耐量得到改善，显著降低血糖，并且对胰岛细胞损伤具有保护作用，是一种非常适合糖尿病患者的保健食品。

海带里面的甘露醇对治疗急性肾功能衰退、脑水肿、乙型脑炎、急性青光眼均有效，非常适合缺碘、甲状腺肿大、高血压、高血脂、冠心病、糖尿病患者食用。

海带味咸、性寒，可以轻坚散结、消痰、利水。海带里面的海带氨酸具有降压之功。

我们可以用淘米水泡海带，容易泡发、清洗，烧煮时也容易变得酥软。海带是一种非常可口的食品，既能够凉拌，也能够熬汤，食用前要先清洗干净，而后再浸泡，之后将浸泡海带的水同海带一起放入锅中做汤，这样不但能够避免溶在水中的甘露醇、维生素流失，还能够保存海带里面的有效成分。

为了保持海带味道的鲜嫩可口，放到清水里面煮 15 分钟左右即可，时间不能过长。

在选购海带的时候，应当注意以下问题：

1. 一定要选择叶子肥厚，长度和宽度均适宜的。
2. 颜色紫中带微黄，近似透明的为优质海带。
3. 超市中的海带经过加工捆绑，挑选的时候应当以无杂质，干净整洁，无霉变的为合格品。

海带和菠菜搭配食用是非常好的，因为海带和菠菜都含有丰富的磷和钙，搭配食用有助于人体维持钙、磷的相互平衡，更益于糖尿病患者的骨骼健康。

下面就来为糖尿病患者介绍几款海带的低糖食谱：

一、海带鸭肉汤

材料：鸭肉 300 克，水发海带 100 克，盐、水淀粉、蛋清、味精、胡椒粉各适量。

做法：

1. 鸭肉、海带分别清洗干净后切成片状；
2. 将鸭肉片放入开水中焯一下，放到碗中，加入蛋清、水淀粉调和均匀；
3. 将砂锅置于火上，放入海带片，适量清水，开小火炖半小时左右；
4. 将鸭片放到砂锅里面，加入适量盐、味精、胡椒粉，搅拌均匀后稍炖即可。

二、炒海带丝

材料：海带，大葱，姜丝，蒜末，植物油，盐、麻油、料酒、醋各适量。

做法：

1. 将海带清洗干净后切成细丝状，放到开水中焖煮至海带丝柔软，捞出，放到冷水清洗干净；

2. 将锅置于火上，倒入适量植物油，油热后，放入姜丝爆炒出香味，然后放入切好的海带丝，翻炒五分钟后，加入适量清水、盐、葱末、料酒，盖上锅盖焖至海带丝变软后出锅，装盘以前洒入适量麻油、醋、蒜末即可。

三、海带豆腐汤

材料：海带，冻豆腐，蘑菇，姜片，植物油，盐。

做法：

1. 将冻豆腐里面的水分去掉；海带清洗干净；蘑菇清洗干净后撕成片状；

2. 将锅置于火上，倒入适量植物油，油热后，倒入冻豆腐略煎，等到豆腐表面发黄之后，倒入适量清水，放入海带结和切好的姜片；

3. 在锅中倒入适量清水，熬煮至水沸后，开小火煮 15 分钟左右，再放入蘑菇继续煮 15 分钟，撒入适量盐即可。

紫菜，调节糖代谢

紫菜里面含有丰富的人体所需的微量元素硒，它能够促进细胞对糖的摄取，具有同胰岛素一样的调节糖代谢的功效。

紫菜里面所含的多糖，具有非常明显的增强细胞免疫、体液免疫的功能，能够促进淋巴细胞转化，增强机体免疫力，显著降低血清胆固醇总量，适合甲状腺肿大、水肿、慢性支气管炎、咳嗽、瘿瘤、淋病、脚气、高血压、糖尿病等患者食用。

紫菜味甘、咸，性凉，具有软坚散结、清热化痰、利尿之功，能够治疗瘿瘤、瘰疬、咳嗽痰稠等症；饮酒过多、烦热不安、脚气、水肿、小便不利者均宜食用。

紫菜之中富含多种维生素，其中的B族维生素含量和蔬菜不相上下，而B族维生素中维生素B_{12}含量和鱼肉相近，维生素C的含量也非常高。维生素B_{12}可以活跃脑神经，预防衰老、记忆力衰退，能够改善忧郁症。

海水中含有丰富的无机成分，紫菜能够吸收积蓄在海水里面的无机质，所以，紫菜里面的无机质含量是非常丰富的。

由于紫菜里面含有少量泥沙，烹调以前要先放到清水中泡发，可以换几次水。紫菜和甘蓝一同食用是非常好的，因为甘蓝里面的维生素B_6能够促进紫菜牛磺酸的合成，具有保护神经系统的功效。

紫菜和墨鱼搭配食用也是不错的，因为紫菜里面富含叶酸、铁和维生素B_6，墨鱼中富含蛋白质、锌，二者搭配食用，具有美容、增强体质之功。

下面就来为糖尿病患者推荐几款紫菜的低糖食谱：

一、紫菜豆腐汤

材料：北豆腐，紫菜（干），胡萝卜，植物油，糖，上汤、姜、胡椒粉、盐各适量。

做法：

1. 将胡萝卜、姜清洗干净后切成丝状；干紫菜放到水中清洗干净后，沥干水分后切碎；

2. 将北豆腐切成方形的粒状，放到开水中焯一下，捞出滴干水分；

3. 将锅置于火上，倒入适量植物油，油热后，放入姜丝煸香，再倒入上汤、豆腐煮沸，将胡萝卜丝，紫菜放入锅中煮沸，撒入适量胡椒粉、盐调味即可。

二、紫菜包饭

材料：紫菜（一定要是薄薄的紫菜），大米，鸡蛋1个，黄瓜1根，胡萝卜2根，菠菜半斤，火腿肠1根，芝麻少许，植物油，盐。

做法：

1. 准备好整根黄瓜、胡萝卜、火腿肠切成细长的条状，撒上适量盐，搅拌均匀后腌制10分钟左右；将菠菜根切掉，取菠菜茎，清洗干净后放到开水里面烫熟，之后取出，并将里面的水挤出来；鸡蛋打散入碗中；

2. 将锅置于火上，放少量植物油，开小火，将鸡蛋摊成薄饼，薄饼上加少许盐即可，取出来切成细长的条状；

3. 将准备好的黄瓜条、胡萝卜条、鸡蛋条、火腿肠条、菠菜条排好，以方便拿取；

4. 蒸一锅米饭，取适量盐、芝麻撒入米饭里面，搅拌均匀；在干净的板子上平铺一张紫菜，将搅拌好的米饭放在紫菜上抹平，米饭不能铺太厚；

5. 将准备好的黄瓜条、胡萝卜条、鸡蛋条、火腿条、菠菜条依次放到米饭上面，之后用力将紫菜卷好，卷成细长的卷，卷得越紧越好；

6. 将所有的紫菜卷都卷好后，然后将做好的紫菜卷切成小段，摆到盘子中即可。

三、虾皮紫菜汤

原料：虾米，紫菜，腐竹，大蒜，辣椒，洋葱，植物油，盐。

做法：

1. 先制作一碗清汤；大蒜包好后用刀拍扁；洋葱清洗干净后切成丝状；辣椒清洗干净后切成块状；

2. 将锅置于火上，倒入适量植物油，放入大蒜、洋葱丝、辣椒块炒至爆香，倒入一大碗清水，加入适量盐，开中火煮10分钟左右，捞去所有调料；

3. 将腐竹放到开水中泡开，捞出，切成细丝状；紫菜和虾米清洗干净；

4. 将腐竹丝、虾米放到清汤中煮沸，最后加入紫菜，水沸后即可。

大蒜，促进胰岛素合成

大蒜能够促进胰岛素分泌，增加组织细胞对葡萄糖的吸收，提升人体葡萄糖耐量，还可迅速降低体内血糖水平，进而有效预防、治疗糖尿病。

大蒜里面富含蛋白质、脂肪、糖类、膳食纤维、挥发油、多种维生素、大蒜辣素等成分，能够杀菌、防癌、护肝、抗衰老、保护心血管、降血糖。

大蒜里面含有一种叫作"蒜胺"的物质，该物质对于大脑的益处要比维生素B强很多，儿童常吃些葱蒜，脑细胞的生长发育会更活跃。

大蒜性温，味辛平，能够入脾经、胃经和肺经。阴虚火旺、慢性胃溃疡的患者要慎重食用。有些人的皮肤对大蒜敏感，接触大蒜后会灼热、起泡，外敷不宜过久，皮肤过敏的人慎重。

大蒜具有非常好的抗菌消炎功效，能够保护肝脏、调节血糖、保护心血管、降血脂、抗动脉硬化，还可抵抗血小板凝集。并且，大蒜还具有一定的抗肿瘤功效。

但是要注意，大蒜虽然可杀虫解毒、祛寒健脾，但属湿热性质，并且具有一定的刺激性，会刺激肝、肺、胃、眼睛，肝热、肝炎、脾胃火重、眼睛肿痛者禁食。

大蒜可以生吃，通常作为调味品出现，具有杀菌之功，多数菜肴烹调的过程中都会用到大蒜，但是要注意，烹调的时间不能过久，防止破坏里面的有效成分。

选购大蒜的时候，应当选择个大、瓣少、肉嫩、味辣，有特殊辛辣味的。大蒜和瘦肉搭配食用是非常好的，不但能够促进血液循环，并且有助于消除身体疲劳，还能够增强体质。

下面就来为糖尿病患者介绍几款带有大蒜风味的低糖食谱：

一、黄鳝大蒜炒苦瓜

材料：黄鳝，苦瓜，大蒜，蒜头，植物油，盐，味精。

做法：

1. 将苦瓜清洗干净，焯水后切片；

2. 黄鳝清理干净后切成片状，放入沸水锅中焯一下，放到盘中，用盐、酒、蛋清等腌制5分钟左右；

3. 将锅置于火上，倒入适量植物油，油热后，依次加入蒜头、黄鳝片、苦瓜、大蒜，翻炒至熟即可。

二、蒜汁面菜

材料：面粉300克，鸡蛋一个，菠菜，植物油，葱，姜，蒜，干辣椒，盐，味精。

做法：

1. 将菠菜放到开水中氽一下，挤去里面的水分后切成段状；葱清洗干净后切成末状；姜清洗干净后切成丝状；干辣椒清洗干净后切成段状；大蒜包好后捣成蒜汁；

2. 将面粉倒入干净的盆中，加入鸡蛋一个，和菠菜一同调和成稠面糊；

3. 先用蒸锅将稠面糊蒸成面菜饼，面菜饼蒸熟后凉凉，切成面菜片；

4. 将炒锅置于火上，倒入适量植物油，葱花、姜丝、干辣椒放入锅中爆香，再放入面菜片煸炒，加入适量盐和味精调味，出勺时放入蒜汁，搅拌均匀即可。

三、蒜香土豆泥

材料：土豆500克，牛奶200克，大蒜100克，黄油、盐、胡椒粉各适量。

做法：

1. 先将土豆洗净，削掉皮，放到锅中，加入适量清水、牛奶熬煮至熟，将剩余的汤汁倒出来；

2. 将土豆捣成泥状，不可以有疙瘩，太黏的话可以加牛奶调至适度，调制土豆泥时加入适量盐、胡椒粉；

3. 将炒勺置于火上，放入黄油，油热后，将切好的蒜末爆香，浇到土豆泥上面，搅拌均匀即可。

绿茶，防止血管氧化

绿茶中含有一种叫作儿茶素的物质，它是一种涩性成分，能够预防血管氧化，还能够减缓肠道中糖类的吸收，抑制餐后血糖升高，防止血压升高和血管氧化，能够预防糖尿病合并动脉硬化。儿茶素还可以减缓肠道中的糖类吸收，还可抑制餐后血糖值的上升速度。用绿茶、菊花泡茶，不但能够疏风清热、养肝明目，还能够抑制血糖上升。此外，绿茶里面富含维生素C、维生素E等营养物质，能够有效降血压、降血脂、预防心脑血管疾病的发生和感冒。

经常饮用绿茶可以防癌、降血脂，预防电脑辐射，吸烟者经常饮用绿茶能够减轻体内尼古丁残留。绿茶与虾仁搭配烹饪食用，能够有效预防糖尿病合并动脉硬化。

绿茶的品种很多，香味高长，品质优良。保存的方法正确，绿茶的香气就能够维持很久。茶叶的储存过程中有"五忌"：

1. 忌潮湿：绿茶叶是疏松多孔的亲水物质，所以具有很强的吸湿还潮性，存放绿茶时，相对湿度应为60%，超过70%会由于吸潮而出现霉斑，酸化变质。

2. 忌高温：绿茶茶叶最佳的保存温度是0～5℃，温度过高，茶叶里面的氨基酸、糖类、维生素、芳香性物质会被分解破坏，质量、香气、滋味都会受损。

3. 忌阳光：阳光能够促进绿茶茶叶色素和酯类化物质氧化，会将叶绿素分解成脱镁叶绿素，绿茶茶叶贮存到玻璃容器和透明塑料袋里面，经阳光照射后，其内在物质会发生化学反应，导致绿茶变质。

4. 忌氧气：绿茶茶叶里面的叶绿素、醛类、酯类、维生素 ω 等容易和空气中的氧结合，氧化后绿茶茶叶汤色会变红、变深，营养价值大大降低。

5. 忌异味：绿茶茶叶里面富含高分子棕榈酶、萜稀类化合物。这类物质的生物活性极不稳定，可广吸异味。所以，茶叶和有异味的物品混在一起贮存时会吸收异味，并且无法去除。

茶叶用量没有统一标准，视茶具大小、茶叶种类、各人喜好而定。通常情况下，冲泡绿茶的茶和水的比例为 1:50 ~ 60。绿茶的冲泡时间不宜过长，不宜使用保温杯泡茶，不宜饮用浓茶，隔夜茶勿饮。

橄榄油，控制血糖水平

橄榄被西方国家誉为"液体黄金"、"地中海甘露"等，具有非常好的天然保健功效，用于美容和烹调。

橄榄油能够防止动脉硬化、动脉硬化并发症、高血压、脑出血等，橄榄油中不饱和脂肪酸、脂溶性维生素、抗氧化物质含量很高，而且不含胆固醇，人体吸收率高。能够减少胃酸、防止胃炎及十二指肠溃疡，同时能够刺激胆汁分泌，激活胰酶活力，降解油脂，减少胆囊炎、胆结石发生，同时有一定的润肠功效，可缓解便秘。

敏感性橄榄油可提高生物新陈代谢功能，橄榄油里面含有 80% 以上的单不饱和脂肪酸、ω-3 脂肪酸，其中，ω-3 脂肪酸里面的 DHA 能够增强胰岛素敏感性，人体摄入适量比例脂肪酸，新陈代谢会更正常，肥胖、糖尿病的发病概率会大大降低。橄榄油和蜂蜜搭配在一起能够做护肤品，对于糖尿病患者出现的皮肤瘙痒非常好。

橄榄油里面富含单不饱和脂肪酸、亚麻酸、亚油酸、多种维生素及酚类抗氧化物质，具有非常好的防癌、防辐射、抗衰老、促进血液循环、美容之功。因为它有非常好的渗透性，富含维生素、矿物质，能够迅速治疗皮肤损伤、湿疹，非常适合干性、老化皮肤。

高温加热橄榄油能够增加其香味，进而掩盖橄榄油的本身味道，因此，橄榄油不适合烹调煎炸食物。

选购橄榄油的时候，可以从以下几方面注意：

1. 好的橄榄油油体透亮，较浓，呈现出浅黄色、黄绿色、蓝绿色、蓝色、蓝黑色等，色泽较深的橄榄油油酸值虽然高，但是品质差，精炼过程中色素和营养物质会被破坏。

2. 开瓶闻时，散发出一股果香味，树种不同，果味也不同；

3. 好的橄榄油，口干爽滑，并且有着淡淡苦味和辛辣味，喉咙处有明显感觉，辣味感较滞后。

4. 特级初榨橄榄油质量最高，酸性值不超过 1%；优质初榨橄榄油，酸性值不超过 2%；普通初榨橄榄油，酸性值不超过 3.3%。

下面就来为糖尿病患者介绍几款用橄榄油烹饪的低糖食谱：

一、银耳花生黄瓜丁

材料：银耳 200 克、炸熟的花生米 100 克，黄瓜丁 50 克，洋葱 10 克，橄榄油 25 毫升，咖喱粉适量，盐 15 克，料酒 10 毫升。

做法：

1. 将银耳泡发后清洗干净，切成丝状；洋葱清洗干净后切成小粒；

2. 将锅置于火上，倒入适量橄榄油，油热后，倒入葱粒炒香即可出锅，加入切好的银耳、黄瓜丁，再倒入花生米；

3. 倒入适量咖喱粉、料酒、盐，翻炒均匀后淋明油出锅即可。

二、鳕鱼丁

材料：橄榄油，鳕鱼，豆腐，竹笋，姜，甜红椒，酱油。

做法：

1. 将鳕鱼肉清洗干净后切成丁状；甜红椒清洗干净后切成丁状；姜清洗干净后切成片状；豆腐清洗干净后切成丁状；竹笋清洗干净后切成丁状；

2. 将锅置于火上，倒入适量清水，然后下姜片、橄榄油，再下鳕鱼丁拌炒，放入豆腐丁、竹笋丁、姜片焖煮 5 分钟，撒上甜红椒丁、酱油，继续焖 1 分钟即可。

三、韭菜萝卜纤体汤

材料：橄榄油，虾米，胡萝卜，韭菜，大白菜，高汤，盐。

做法：

1. 将虾米放到清水中泡软，胡萝卜清洗干净后切成片状，韭菜清洗干净后切成段状，大白菜清洗干净后切成片状；

2. 在锅中倒入适量高汤，煮开后放虾米、胡萝卜片、大白菜片，开大火煮 10 分钟左右放入韭菜段，煮熟之后加入适量盐、橄榄油即可。

茶油，改善糖尿病患者胰岛素抵抗

茶油里面含有丰富的单不饱和脂肪酸，糖尿病并且伴随着血脂异常的患者在食用茶油之后，总胆固醇、低密度脂蛋白水平下降的幅度会比血脂正常者大。临床调查发现，经常食用茶油能够效降低糖尿病患者空腹血糖和餐后 2 小时血糖，利于改善糖尿病患者胰岛素抵抗，进而防治糖尿病。

茶油里面富含蛋白质、脂肪、维生素 B_2、烟酸、多种维生素等营养物质，具有美容、增强免疫力、防癌、减肥、增加母乳等功效。含有角鲨烯、黄酮类物质，在抗癌、抗炎方面有非常好的作用。

婴幼儿、儿童吃茶油具有利气、通便、助消化、促进骨骼发育的功效；老年人食用茶油能够去火、养颜、明目、乌发、抗衰老，预防高血压、动脉硬化、心血管疾病；茶油还能够抗紫外线、防晒斑、去皱，中国传统中药里面有很多药膏和药丸都是用茶油调制而成的。

在选购茶油的时候，应当挑选油品色泽清澈透明、没有混油和深沉物，并且带有香味，不过分浓郁的。用茶油炒蔬菜，具有减肥、降血脂、防止血管硬化的功效。

下面就来为糖尿病患者介绍几款用茶油烹调的低糖食谱：

一、茶油拌面

材料：茶油，面条，黄瓜，桂皮，大料，葱，姜，料酒，酱油，白糖，盐，鸡精，高汤。

做法：

1. 黄瓜清洗干净后切成黄瓜丝；葱清洗干净后切成葱末；姜清洗干净后切成姜片；

2. 将锅置于火上，倒入适量茶油，下桂皮、大料爆香，再放入葱末、姜片煸香，加入适量料酒、酱油、白糖、盐、鸡精、高汤；

3. 等到水烧沸后开小火熬煮 20 分钟左右后装到一个大碗中；

4. 锅中倒入适量清水，煮好面条，倒入汤中，加入适量黄瓜丝、葱末，搅拌均匀即可。

二、茶油土鸡

材料：土鸡一只（约 750 克），老姜片、茶油、酱油、料酒、盐各适量。

做法：

1. 将土鸡宰杀后砍件，清洗干净，控干水分后备用；

2. 将锅置于火上，锅热后，下较多茶油，油热后，下老姜片煸炒，炒至出香，下土鸡继续用小火煸炒，撒入适量盐，等到土鸡表皮收紧、土鸡稍微有咸鲜味道的时候倒入适量酱油，继续翻炒数下，撒入适量料酒，再将锅移到煲仔炉上，盖上锅盖开小火慢焖10分钟左右，最后移到炒菜炉上，再倒入少许茶油，开大火收干汁水即可。

三、茶油煮鱼

材料：草鱼1只，蒜，干红辣椒，茶油，盐，酱油，味精。

做法：

1. 将草鱼清洗干净，取出适量草鱼肉，切成块状；将蒜切成条状；干红辣椒清洗干净；

2. 将锅置于火上，倒入适量茶油，油开后，倒入切好的鱼肉，加入适量盐，将鱼的两面煎黄；

3. 等到鱼煎至将熟的时候放入干红辣椒，倒入适量酱油，翻炒均匀，倒入切好的蒜条和适量清水，调入味精，翻炒均匀即可。

生姜，降糖、防止糖尿病并发症

生姜里面含有一种生物活性物质——姜黄素，这种物质不但能够抗肿瘤、抗诱变，还能够改善糖尿病伴随的脂质代谢紊乱，同时激活肝细胞，治疗糖尿病及酒精性脂肪肝。

生姜里面含有蛋白质、维生素、植物抗生素、挥发油、姜辣素等多种营养成分，并且能够防感冒、治疗恶心呕吐、解毒等，此外，生姜里面的姜辣素进入人体后，能够产生出一种抗氧化本酶，具有非常强的对抗氧自由基的功能，功效比维生素E还要高很多，非常适合伤风感冒、糖尿病、寒性痛经、晕车晕船者食用。

生姜里面的姜辣素还能够刺激胃肠黏膜,让胃肠道充血,增强消化能力,有效治疗寒凉食物摄入过多导致的腹胀、腹泻、呕吐等症。食用生姜之后,人体往往会产生发热感,因为姜能够扩张血管、加速血液循环,进而促进身体毛孔张开,不但能够将体内多余热量带走,还可将体内的病菌、寒气排出体外。食用寒凉食物,或是受雨淋,亦或是在空调房中停留的时间过久,都可以通过吃生姜来改善寒重导致的各种不适。

生姜主要用于烹饪,能够祛除食物之膻腥味,增加食物的鲜味。购买生姜的时候,可以先从姜的表皮看起,表皮纹理较粗糙,颜色淡黄,即便发点绿头也没关系。

生姜和绿豆芽搭配食用是非常好的,可以在做汤的时候放入生姜,不但能够祛除寒邪,还能够为汤提味。

下面就为糖尿病患者介绍几款用生姜烹调的低糖食谱:

一、姜汁菠菜

材料:菠菜,姜汁,油,盐,醋。

做法:

1. 将菠菜择洗干净后放入沸水锅中烫一下,直到菠菜断生的时候捞起,沥干水分,凉凉;

2. 将菠菜装入盘中,加适量姜汁、油、盐、醋搅拌均匀即可。

二、姜丝炒蛋

材料:鸡蛋150克,姜50克,植物油15克,江米酒10克,盐3克。

1. 将鸡蛋打入碗中,倒入少许盐后充分搅打;

2. 鲜姜去皮后清洗干净,切成细丝状;

3. 将炒锅置于火上,倒入适量油烧热,然后放入姜丝爆香,倒入蛋液继续翻炒,加入适量江米酒,开小火继续炒5分钟左右即可。

三、姜丝牛肉

材料:嫩牛肉,嫩姜,绍酒,酱油,白糖,小苏打,水淀粉,胡椒粉、葱姜片、姜末、花生油、味精少许。

做法：

1. 将生姜清洗干净后切成丝状；嫩牛肉清洗干净后切薄片状，加适量小苏打、酱油、胡椒粉、水淀粉、绍酒、姜末、花生油、清水，腌1个小时左右；

2. 将炒锅置于火上，倒入适量花生油，油烧至六成热的时候倒入牛肉片，翻炒至牛肉色白时倒出，沥干油；

3. 在锅中留油，再次开火，放适量葱姜片、白糖、酱油、味精、清水，烧沸后加适量水淀粉勾芡，倒入牛肉片、姜丝翻炒均匀即可。

醋，抑制血糖上升

醋里面富含苹果酸、醋酸、琥珀酸等有机酸，可以促进糖尿病患者体内糖类的处理，起到抑制血糖上升的功效。

醋里面含有丰富的氨基酸、醋酸等多种有机酸、B族维生素及钾、钠、钙等矿物质等营养成分，能够帮助人体消除疲劳、杀菌、保护肾脏、抗癌、预防肥胖等。还可促进消化，增进食欲，具有防腐杀菌之功。将醋蒸熏对流感病毒有非常好的杀灭作用，对甲型链球菌、卡化球菌、肺炎双球菌、白色葡萄球菌、流感杆菌也有非常好的抑制作用。

醋煮花生米或黄豆，为高血脂、肥胖症、高血压、冠心病患者适宜的菜肴，具有降脂、降压之功；进餐时，鱼刺或鱼骨卡在咽喉处，可以用醋煎中药威灵仙，用此汤汁洗漱咽喉处，能够将骨软化，以防危险发生；进食后胸满腹胀者，可以取适量食醋冲淡后服下，能够促进胃酸分泌，助消化、排除胀闷积食。

服用某些西药的时候不宜食醋，因为醋酸会改变人体局部环境酸碱度，使得某些药物功效不能发挥出来；服用"解表发汗"药物的时候也不宜食醋，因为醋具有收敛性，中医认为，酸可收敛，当解表发汗药物和醋相配时，醋会促使人体汗孔收缩，破坏中药里面的生物碱等有效成分，干扰其功效；胃酸分泌过多或胃溃疡患者不宜食醋，因为醋会腐蚀胃肠黏膜，加重胃溃疡；空腹不宜喝醋，以免刺激胃部分泌大量胃酸，对胃壁造成伤害；老人骨折治疗和康复期不宜吃醋，因为醋可以软化骨骼、脱钙、破坏体内钙平衡、加重骨质疏松等。

醋是烹调过程中常用的调味品，能够去腥解腻。比如，在烹制水产品或肚、肠、心等时，能够消除其中的腥臭和异味，对一些腥臭较重的原料还可提前用醋浸渍。

选购醋时，可以看颜色。好醋或为棕红色，或无色透明，有光泽，并且伴随着熏香或者酯香、醇香；酸味柔和、微带甜味、不涩、回味良久；浓度适当，没有沉淀物。

醋和姜搭配食用是非常好的，不但能够健胃消食、增强食欲，对于糖尿病性胃病患者来说也是非常有好处的。

下面就为糖尿病患者介绍几款用醋来烹饪的低糖食谱。

一、醋溜大白菜

材料：大白菜，生姜，干辣椒，植物油，醋，盐，味精。

做法：

1. 将大白菜清洗干净，取菜帮子切成斜片状；生姜清洗干净后切成丝状；干辣椒清洗干净后去籽，切成段状；
2. 将锅置于火上，倒入适量植物油烧热，然后放入姜丝、干辣椒爆香，倒入白菜片，适量醋，快速翻炒2分钟；
3. 加入适量盐、味精，翻炒均匀即可。

二、醋溜豆芽

材料：豆芽，五花肉，蒜，油，盐，醋，酱油。

做法：

1. 将豆芽清洗干净；五花肉清洗干净后切成片状；蒜剥好后切成片状；

2. 将锅置于火上，倒入适量油，油热后，放入蒜片爆香，再倒入五花肉片翻炒，炒至肉熟，倒入适量醋，与豆芽继续翻炒，调入适量酱油、盐，翻炒均匀即可。

三、凉拌心里美萝卜

材料：红心萝卜，盐，熟芝麻，香油。

做法：

1. 将红心萝卜清洗干净后去皮，切成细丝状，撒入适量食盐腌一会儿；

2. 沥干萝卜上的盐水，放到干净的容器中，撒上熟芝麻，淋上几滴香油，搅拌均匀即可。